Dr A. BERRIER

# CONTRIBUTION A L'ÉTUDE DE LA COEXISTENCE DE L'ULCÈRE ET DU CANCER DE L'ESTOMAC, ET DES PERFORATIONS DE L'ESTOMAC AU COURS DU CANCER

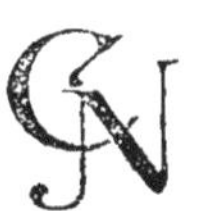

PARIS

C. NAUD, ÉDITEUR

3, RUE RACINE, 3

1902

Dr A. BERRIER

# CONTRIBUTION A L'ÉTUDE DE LA COEXISTENCE DE L'ULCÈRE ET DU CANCER DE L'ESTOMAC, ET DES PERFORATIONS DE L'ESTOMAC AU COURS DU CANCER ✳ ✳ ✳ ✳ ✳

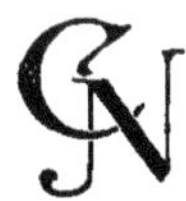

PARIS

C. NAUD, ÉDITEUR

3, RUE RACINE, 3

1902

# A MES PARENTS

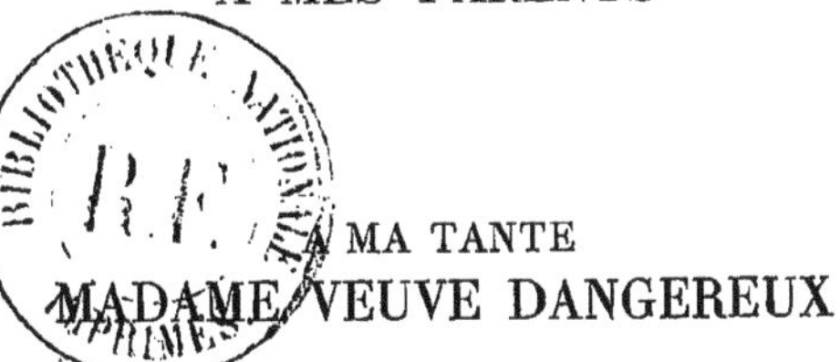


## A MA TANTE

## MADAME VEUVE DANGEREUX

# A MES AMIS

# A M. LE DOCTEUR GEORGES MAUSSIRE

A MON PRÉSIDENT DE THÈSE

## MONSIEUR LE PROFESSEUR RAYMOND

PROFESSEUR DE CLINIQUE DES MALADIES DU SYSTÈME NERVEUX

MÉDECIN DE LA SALPÊTRIÈRE

OFFICIER DE LA LÉGION D'HONNEUR

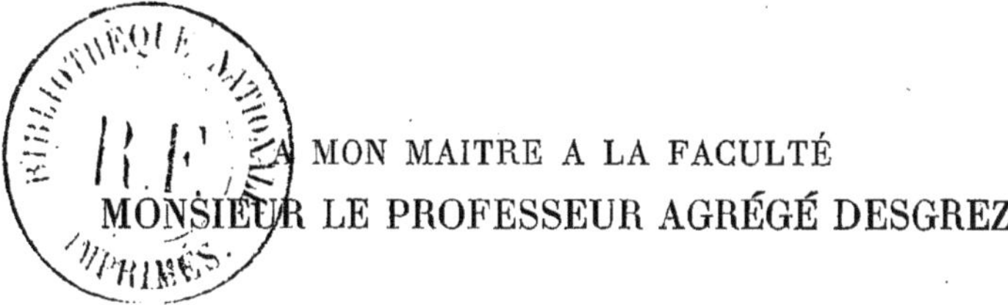

A MON MAITRE A LA FACULTÉ

MONSIEUR LE PROFESSEUR AGRÉGÉ DESGREZ

A MES MAITRES DANS LES HOPITAUX

MM. LES DOCTEURS BELIN, BOURCY,
CAMPENON, DOLÉRIS DUFLOCQ, GAUCHER,
HUMBERT, RECLUS

A LA MÉMOIRE DE M. LE DOCTEUR GINGEOT

A MES CHEFS DE SERVICE DANS LES HOPITAUX
DU HAVRE

MM. LES DOCTEURS BALARD D'HERLINVILLE,
BERNARDBEIG, BRUNSCHWIG, CARON,
COURBET, DEVILLE, DUBARRY, LENORMAND,
PAVILEWICTZ, RENOU

A LA MÉMOIRE DU DOCTEUR GOUY

Hommage de respectueuse reconnaissance.

# INTRODUCTION

Au cours de nos études médicales, nous avons eu l'occasion d'examiner de près une quantité notable de cancers de l'estomac ; parmi les observations très nombreuses que nous avons recueillies, il en est une qui nous a frappé par la coexistence de l'ulcère et du néoplasme, et par la présence d'une perforation de l'estomac au niveau des lésions.

Il nous a paru intéressant de rechercher, dans la littérature médicale, les cas assez fréquents, d'ailleurs, où l'on trouve réunies ces deux affections — et enfin, et surtout, de rassembler les cas plus rares de perforations, au cours du néoplasme stomacal, quitte à faire, pour chaque processus, la part qui lui revient dans la genèse de cette complication.

Nous publions d'abord l'observation qui sert de sujet à

cette thèse (1); puis, dans une première partie, nous étudions la coexistence des deux lésions au point de vue étiologique, clinique, anatomo-histologique ; dans une seconde, enfin, les perforations de l'estomac au cours du cancer.

---

**Clinique.** — L. S..., 65 ans, boutonnier, entre le 25 mai 1899, à l'hôpital Tenon, salle Trousseau.

Il se plaint de troubles variés du côté de l'estomac. Il ne présente dans ses antécédents héréditaires rien qui mérite d'attirer l'attention.

*Antécédents personnels.* — Pas de maladies antérieures.

Léger éthylisme (se caractérisant par pituites, tremblements, crampes dans les jambes, et cauchemars professionnels).

Il y a 18 mois, le malade commence à éprouver une légère diminution de l'appétit, cette anorexie devient bientôt élective ; les aliments gras, les viandes ne sont plus absorbés qu'avec peine, et bientôt le dégoût qu'ils lui inspirent est tel que le malade ne peut plus prendre que des œufs et du lait. A ce régime, le patient s'amaigrit au point de perdre plus de vingt kilogrammes en trois mois.

Le malade n'a jamais ressenti de douleurs à l'ingestion des aliments ou dans l'intervalle des repas.

Les éructations acides, les vomissements, de même, ont toujours fait complètement défaut.

On n'a jamais fait constaté d'hématémèse ou de mélæna. En

---

(1) Observation I (personnelle) — Clinique: *Cancer de l'estomac.* — Autopsie : *Coexistence du cancer et de l'ulcère, avec perforation de l'estomac.*

un mot, à aucun moment de son histoire, le malade n'a présenté de signes cliniques d'ulcères de l'estomac.

Il y a cinq mois (2 janvier 1899), le malade découvre par hasard à l'épigastre une petite tumeur non douloureuse, de la grosseur d'une noix.

Cette tumeur augmente avec rapidité ; depuis ce moment le malade amaigri, et très affaibli, ne quitte plus le lit. Il faut noter que ses digestions sont toujours restées normales.

25 *mai*. Etat actuel. — Le malade est émacié, amaigri, très faible, son visage présente une teinte jaune paille caractéristique. Il se plaint de tousser depuis quelques jours. Il souffre d'une douleur constante au triangle de Labbé, exaspérée par la pression, et irradiée vers la rate.

On constate la présence d'une tumeur dont le volume se rapproche de celui d'un œuf de poule, mais qui s'élargit et s'étale par la base.

Elle est située au-dessus de l'ombilic, le débordant un peu à gauche.

Elle est dure à la pression.

La percussion ne dénote ni dilatation notable de l'organe, ni clapotement.

Il n'y a pas de ganglions sus-claviculaires mais une adénite peu prononcée dans l'aine droite, le foie est normal.

Poumons. — Les deux sommets présentent des lésions anciennes de bacillose.

A droite et en arrière, dans la fosse sous-épineuse, des râles sous-crépitants dénotent une zone d'infiltration nouvelle.

Cœur. — Rien d'anormal.

Appareil urinaire. — Les urines sont claires, en quantité ordinaire. Elles ne présentent ni sang, ni albumine, ni sucre.

1er *juin*. — La tumeur ne s'est pas modifiée, le malade s'affaiblit de plus en plus, et il éprouve un dégoût extrême pour tous les aliments, sans même en excepter le lait.

On le nourrit par la voie rectale, à l'aide de lavements de peptones.

*L'examen du sang*, pratiqué par M. Lippmann, interne du service, a donné les résultats suivants :

Numération des globules (appareils Thomas Zeiss) :

Globules rouges, 3 250 000 au lieu du chiffre normal de 6 000 000.

Globules blancs, 18 000, au lieu de 6 500.

Cet examen dénote donc une leucocytose d'autant plus marquée que les globules rouges sont en nombre plus restreint.

Sur plaque, desséché et fixé à l'alcool éther, le sang présente une polynucléose nette se chiffrant par 85 pour 100, au lieu de normalement 75 à 77 pour 100.

Point de formes anormales.

Cette leucocytose, due surtout aux polynucléaires, s'ajoute aux symptômes cliniques pour affirmer le diagnostic déjà soupçonné de cancer de l'estomac.

*4 juin.* — Le malade, très amaigri, s'affaiblit de plus en plus. Il se refuse à prendre aucun aliment, et c'est avec beaucoup de peine qu'on peut lui faire accepter le repas d'épreuve (*de Ewald*) c'est-à-dire :

400 grammes de thé léger non sucré, et 60 grammes de pain.

*Analyse du suc gastrique.* — Le suc gastrique, retiré une heure après l'ingestion, se présente sous la forme d'un liquide assez fluide et homogène.

Le volume du liquide restant dans l'estomac est contraire à l'hypothèse d'une obstruction pylorique.

D'autre part, la réduction des éléments chlorés acides, l'élévation du chlore fixe, l'absence presque totale d'acide chlorhydrique sont autant d'indices de la présence d'un néoplasme.

*10 juin.* — Même état. Cachexie extrême ; œdème des membres inférieurs, accès de toux plus fréquents ; mêmes signes à l'auscultation.

*15 juin.* — Le malade s'affaiblit de plus en plus. Il refuse toute alimentation.

L'infiltration pulmonaire du côté droit gagne en étendue.

*24 juin.* — Décès.

**Autopsie.** — Faite le 25 juin.

On est obligé d'enlever l'ombilic et la peau, adhérente à la masse cancéreuse. Une coupe passant à deux travers de doigt de l'ombilic, et transversale au plan du corps, ouvre un épithélioma typique avec suc laiteux s'écoulant à la surface.

Le grand épiploon adhère à la tumeur. Celle-ci a envahi la grande courbure de l'estomac, à deux ou trois travers de doigt en deçà du pylore.

Le lobe gauche du foie recouvre une partie de l'estomac. Mais lorsqu'on veut séparer les deux organes, on s'aperçoit que des adhérences les maintiennent accolés. Ces adhérences sont faibles. Elles cèdent à la moindre traction ; et, une fois le lobe gauche détaché, on se trouve en présence d'une vaste ulcération de l'estomac, de la largeur au moins d'une pièce de cinq francs.

L'ulcération s'ouvre dans l'estomac. Les bords en sont nettement découpés et circulaires ; les bords supérieur et droit sont distincts, et même tranchants, les bords inférieur et gauche, au contraire, se confondent insensiblement avec la masse néoplasique.

L'estomac reste perméable, et l'on introduit facilement le doigt dans le pylore, et dans la cavité jusqu'au cardia.

L'on se trouve donc très probablement en face d'un cancer de la paroi antérieure et inférieure de l'estomac, ayant évolué sur un ancien ulcère latent, ayant envahi l'épiploon sousjacent et perforé l'estomac.

Aucun symptôme clinique d'ulcère ne se manifesta dans le cours des accidents présentés par le malade, aucun symptôme de perforation ne fut de même constaté, grâce sans doute à la présence du lobe-tampon du foie.

Il est probable que si la cachexie n'avait hâté le dénouement, nous aurions assisté à la formation d'une fistule cutanée, ainsi que le relatent les observations recueillies par Feulard.

*Examen histologique.* — L'examen histologique est pratiqué par M. Lippmann sur 2 coupes, — l'une passant sur le bord droit de la perforation, le bord net et distinct, l'autre sur le bord gauche qui fait partie de la tumeur.

La première coupe est constituée uniquement par du tissu fibro-conjonctif, cicatrice caractéristique d'un ancien ulcère.

La seconde coupe présente les lésions d'un épithélioma métatypique en évolution. En allant de la superficie à la profondeur on reconnaît les restes altérés de la muqueuse avec quelques glandes encore. Au-dessous les glandes disparaissent remplacées par un tissu épithélial non systématisé. Plus profondément près de la musculaire mucosæ des noyaux épithéliaux foncés de grosses cellules épithéliales qui dissocient cette dernière. Les tuniques nerveuses de l'estomac fibro-musculaires, circulaires, longitudinales, les vaisseaux, les nerfs, la lymphatique ont disparu ; la structure normale étant bouleversée par la présence de noyaux épithéliaux déjà décrits.

# PREMIÈRE PARTIE



Contrairement à ce que l'on pourrait croire, le double processus ulcératif et néoplasique n'est pas chose rare.

Avant CRUVEILHIER, la plus grande confusion régnait entre ces deux affections. Le premier, celui-ci dégagea et identifia les symptômes de l'entité morbide, qui à juste titre porte aujourd'hui son nom ; mais il ne manqua pas de signaler la coexistence possible des deux lésions sur le même estomac.

D'après ROKILANSKY, « cette coexistence du cancer et de l'ulcère pourrait faire supposer que le premier s'est surajouté au second ».

DITTRICH, de Prague, affirme la terminaison de l'ulcère par cancer ; il donne, en 1848, une statistique de 160 cas, dans lesquels l'ulcère de l'estomac était 8 fois associé au cancer ; tantôt l'ulcère en activité et le cancer étaient séparés sur le même estomac, tantôt le cancer s'était développé sur un ulcère en évolution ou cicatrisé.

LEBERT admet que, sur 100 cancers de l'estomac, 9 sont précédés de l'ulcère.

Hauser, en 1882 (1), étudie l'histologie des lésions de la muqueuse stomacale voisine de l'ulcère ; il note le développement de productions adénomateuses et la tendance de l'épithélium cylindrique à se substituer à l'épithélium glandulaire ; premier stade, qui serait complété ensuite par l'envahissement de la muscularis mucosæ et de la tunique musculaire.

Rosenheim pense que l'ulcère est compliqué de cancer, dans la proportion de 6 pour 100.

Sonicksen a trouvé, sur 156 cas de cancers de l'estomac, l'ulcère précédant le cancer 14 fois sur 100.

M. Pignal (*Thèse*, Lyon, 1891) a réuni plusieurs cas de transformation de l'ulcère en cancer, observés par Bouveret et Lépine. M. Mathieu a publié, en 1897, trois cas de cancer succédant à l'ulcère simple de l'estomac. Enfin, MM. Hanot (1884), Tapret (1891), Letulle (1896), Tournier, de Lyon, en 1897, Dieulafoy (1897) ont publié différents cas de cancer venant se surajouter à un ancien ulcère.

Nous allons passer rapidement en revue les plus récentes de ces observations.

Observation II

Clinique : Cancer de l'estomac.
Autopsie : Coexistence d'un ulcère et d'un cancer de l'estomac.

Du Mesnil de Rochemont, en 1874, a publié le cas d'une femme de 38 ans, qui succomba après une gastro-entérostomie pratiquée pour un cancer de l'estomac.

---

(1) Communication à la LV⁰ réunion des naturalistes et médecins allemands. *Berlin. klin. Wochensch.*, n° 43, p. 657, 1882.

A l'autopsie, on trouva une infiltration cancéreuse de la paroi postérieure de l'estomac et, près du pylore, un ulcère simple.


OBSERVATION III

Clinique : *ulcère de l'estomac. Mort par hémorragie foudroyante.*
Autopsie : *Coexistence de cancer de l'estomac et d'ulcère simple.*

HANOT, *Archives générales de médecine*, 1884.

Une femme de 42 ans entre dans son service, pour des douleurs stomacales intolérables. Ces douleurs s'accompagnent de vomissements et d'irradiations dans le dos ; elles atteignent leur plus grande acuité deux heures environ après les repas. Des hématémèses sont signalées plusieurs fois. L'on posa le diagnostic d'ulcère de l'estomac et la malade fut mise au régime lacté. Elle quitte l'hôpital presque guérie, mais y rentre six mois plus tard, par suite du retour des douleurs stomacales, avec anorexie et dégoût pour la viande. La malade fut remise exclusivement au lait, mais sans succès.

Elle s'amaigrit et s'affaiblit, ses téguments prennent une teinte cireuse ; elle a du mélæna, des éblouissements, du vertige, des lipothymies. Un jour, vers deux heures de l'après-midi, elle est prise d'une hémorragie intestinale si considérable qu'elle tombe en syncope et la malade succombe, malgré des injections d'ergotine pratiquées au plus vite.

**Autopsie.** — A la région pylorique, une large ulcération de 5 centimètres de diamètre. Au niveau de la petite courbure, la paroi de l'estomac a disparu et le fond de l'ulcère est constitué par le foie. Trois ou quatre artérioles béantes ont été la cause de l'hémorragie mortelle. Le tissu hépatique qui forme le fond de l'ulcère contient un gros noyau cancéreux du volume d'une amande. A la face inférieure du pancréas existe un gros ganglion du volume d'une noix, entouré de ganglions plus petits, également cancéreux.

En résumé, après un diagnostic d'ulcère de l'estomac justifié par les symptômes, l'autopsie démontre l'existence d'une généralisation cancéreuse.

OBSERVATION IV

Clinique : Ulcère simple.
Autopsie : Cancer hémorragique de l'estomac avec ulcère rond.
TAPRET, Union médicale, 1891, p. 241.

Une femme de 40 ans, jusque-là d'une bonne santé, est prise brusquement d'une abondante hématémèse suivie de mélæna. A la suite du régime lacté, la malade éprouve une amélioration notable, et l'on conclut à un ulcère simple de l'estomac.

Quelques mois plus tard, nouvelle hématémèse, plus abondante encore que la première.

Dès ce moment, la malade est atteinte d'une anémie profonde, avec palpitations, pâleur de cire, en même temps qu'elle ressent d'intenses douleurs au creux épigastrique, avec irradiations rachidiennes. Le diagnostic d'ulcère simple est maintenu et le régime lacté est de nouveau suivi d'une légère amélioration.

Deux mois plus tard survient une nouvelle hémorragie qui se termine par la mort.

**Autopsie.** — Coexistence d'un ulcère et d'un cancer, ce dernier ayant déterminé l'ulcération de l'artère pylorique.

OBSERVATION V

Pièce anatomique : Cancer de l'estomac greffé sur un ulcère.
LETULLE, Presse médicale, 1896, 15 juillet, n° 57, p. 333.

M. LETULLE reçut un jour, au laboratoire des travaux pratiques d'anatomie pathologique, un estomac pour lequel on lui demandait si la lésion organique était un ulcère ou un cancer.

En voici la description :

Une large ulcération, sèche, analogue à une rondelle d'orange, existe à la face antérieure de l'estomac, près du pylore encore perméable ; elle repose sur la face inférieure du foie, qui n'est pas envahie, mais simplement symphysée. Les bords presque arrondis de l'ulcère sont nets, durs, taillés à pic ; le fond de l'ulcère a un aspect cicatriciel. Le péritoine, dans les régions non adhérentes au foie, est intact, ainsi que le foie lui-même ; tous les ganglions circonvoisins sont normaux, les veines saines.

La maladie remontait à une date fort ancienne. A première vue, M. LETULLE suppose un ulcère simple, calleux, très ancien, non cancéreux. Mais cette première impression se modifie à l'examen histologique des coupes. Tout le fond de l'ulcère est nécrosé mais indemne de cancer. C'est un tissu fibroïde, comme celui de l'ulcère simple cicatriciel, les différentes couches constitutives de l'estomac étant éliminées. Mais sur les bords de l'ulcération, là où restaient encore quelques couches constitutives de l'estomac, couche sous-muqueuse et tissu musculaire, les lésions cancéreuses sont nettes et indiscutables. Les faisceaux musculaires sont dissociés par des traînées de cellules épithéliales polymorphes, la plupart énormes et abondamment nucléées. Il en est de même pour la sous-muqueuse. En dehors de la muqueuse épaissie, commençait la même désorganisation.

En somme, il s'agissait d'un cancer de l'estomac greffé sur un ulcère ; l'examen macroscopique était trompeur et le microscope avait seul pu donner la nature des lésions, ulcératives au centre, cancéreuses à la périphérie.

OBSERVATION VI

*Cancer de l'estomac, greffé sur ulcère simple et compliqué de périgastrite.*

TOURNIER, *Lyon médical*, 1897.

Cette observation est relatée en entier dans la seconde partie de cette thèse.

BERRIER.

## OBSERVATION VII

Clinique : *Ulcus simple avec hypersécrétion chlorhydrique.*
Autopsie : *Coexistence d'ulcère et de cancer.*

A. MATHIEU, 1897 (1).

E..., 58 ans, bijoutier. Rien de remarquable dans ses antécédents héréditaires.

Il a eu la fièvre typhoïde à 15 ans, la syphilis à 20 ans, une attaque de rhumatisme à 24.

Dès l'enfance, il avait fréquemment des aigreurs, surtout lorsqu'il mangeait des aliments indigestes.

Vers l'âge de 24 ans, il commença à avoir des douleurs vives suivies de vomissements.

Il y a dix ans, des douleurs atroces se montrèrent quelques heures après le repas, elles étaient calmées par des vomissements de matières liquides extrêmement acides et parfois teintées de sang. Ces crises douloureuses, qui n'apparaissaient au début que toutes les semaines, devinrent ensuite plus fréquentes, à peu près quotidiennes.

Depuis trois ans, le malade prend du bicarbonate de soude à doses de plus en plus fortes ; le bicarbonate de soude faisait disparaître complètement les douleurs.

Depuis six mois, les douleurs étaient devenues plus intenses, plus répétées, elles n'étaient plus aussi bien soulagées par le bicarbonate : il est possible que l'on puisse faire remonter à cette date le début de la transformation épithéliomateuse de l'ulcus ancien.

A l'entrée du malade à l'hôpital Andral, en octobre 1896, l'état est le suivant : l'appétit est conservé. Deux ou trois heures après le repas de midi, surviennent des douleurs atroces siégeant

---

(1) Albert MATHIEU. Étude sur trois cas de cancer succédant à l'ulcère simple de l'estomac. *Société méd. des hôpitaux*, juillet 1897.

au creux épigastique avec retentissement dans des directions variées, vers les épaules, les flancs, les aines. Ces douleurs sont momentanément calmées par le bicarbonate de soude, mais elles se reproduisent ensuite avec la même intensité.

Ce n'est du reste que grâce au bicarbonate à haute dose que le malade a des périodes de répit ; lorsqu'il n'en prend pas, il souffre d'une façon continuelle, même immédiatement après les repas.

A l'examen, on constate un endolorissement marqué du creux épigastrique ; il n'y a pas de tumeur appréciable, il n'y a pas non plus de ganglions indurés à la région cervicale. Pas de clapotage stomacal le matin à jeun ; le malade, du reste, ne vomit pas : il n'y a donc aucun signe positif de tumeur cancéreuse, aucun signe de sténose pylorique.

Un repas d'épreuve fait le 16 octobre (repas d'EWALD, analysé par la méthode de WINTER) donne les résultats suivants :

| | | |
|---|---|---|
| Acidité totale. | 2,81 | pour 1 000 |
| Chlore total. | 4,45 | — |
| HCL libre. | 0,66 | — |
| Chlore en combinaison organique. | 2,26 | — |
| Chlorhydrie. | 2,92 | — |
| Chlorure fixe. | 1,53 | — |

Le diagnostic posé est donc hyperchlorhydrie avec hypersécrétion et ulcus chronique probable. Le bismuth à doses élevées ne donne pas d'amélioration bien marquée. On obtient un bien meilleur résultat avec le régime lacté intégral, l'eau de chaux, et le bicarbonate de soude donné au moment où la douleur commence, à dose suffisante pour la faire disparaître.

Ainsi amélioré, le malade rentre chez lui ; il quitte le régime lacté, mais les douleurs se reproduisent bientôt, si intenses, qu'il est obligé de revenir à l'hôpital le 26 novembre.

A partir de ce moment, les douleurs prennent une intensité extrême ; elle ne sont soulagées qu'incomplètement et d'une façon passagère, par les moyens thérapeutiques employés. La morphine est mal supportée, elle détermine des vomissements et de la diarrhée. En présence de l'intensité très grande des douleurs et de l'affaiblissement marqué du malade, malgré l'absence de signes d'une dilatation considérable par sténose pylorique, croyant avoir affaire à un ulcus simple avec hypersécrétion chlorhydrique, on propose au malade la gastro-entérotomie.

La laparotomie est pratiquée dans ce but par M. HARTMANN, dans le service de M. TERRIER, vers le 10 janvier 1897. Elle permet de constater l'existence de nombreux nodules cancéreux dans le grand épiploon. M. HARTMANN perçoit une induration manifeste du pylore, il y a donc un épithélioma pylorique avec généralisation péritonéale. Dans ces conditions, on ne pratique pas la gastro-entérotomie projetée ; la guérison de la laparotomie se fit sans accident.

Vers la fin de janvier, le malade revenait à l'hôpital Andral. Les douleurs étaient toujours très intenses ; la morphine seule pouvait les soulager ; le teint était pâle, blafard, et l'amaigrissement considérable ; le malade succomba aux progrès de la cachexie le 11 février.

**Autopsie.** — L'ulcère chronique n'était pour ainsi dire pas modifié ; la saillie du rebord qui limite l'ulcération est peu marquée, et le fond de celle-ci lisse et grisâtre. La lésion cancéreuse consiste surtout dans une infiltration et un épaississement marqué des tuniques musculaires.

L'étude histologique de la lésion permit de reconnaître un épithélioma cylindrique.

OBSERVATION VIII

*Carcinome stomacal greffé sur un ulcère chronique.* Diagnostic
posé pendant la vie.
MATHIEU (*ibidem*).

Le nommé W..., âgé de 30 ans, est sous-officier en retraite ; il a joui d'une excellente santé jusqu'en 1886, époque à laquelle il fit campagne au Tonkin, où il contracta la fièvre typhoïde, et, trois mois après, la fièvre intermittente qui fut traitée par doses assez élevées de sulfate de quinine.

En 1888, accès pernicieux de fièvre intermittente, caractérisés par une perte de connaissance et des vomissements.

Depuis cette époque, W... a toujours souffert de l'estomac ; il avait des douleurs de rein et des vomissements. De 1892 à 1894, les vomissements ne manquèrent pas, pour ainsi dire, de se produire chaque jour. Ils survenaient régulièrement trois ou quatre heures après les repas, précédés par des douleurs intenses et des régurgitations acides.

En 1894, décembre, il eut à plusieurs reprises des vomissements noirs couleur chocolat, mais pas de mélæna.

Son poids, qui était de 80 kilogrammes en 1886, était tombé à 61 kilogrammes en 1889 et 1892. Il est remonté à 69$^{kgr}$,50 en 1894.

En 1892, il séjourna pendant cinq mois dans le service de M. du Cazal, au Val-de-Grâce ; on y aurait constaté l'existence d'une induration à la région épigastrique.

En 1894, J. Darier avait l'occasion d'étudier le malade à Saint-Louis, dans le service de M. Besnier, où il était entré à cause de lésions très étendues et très marquées de dystrophie papillaire et pigmentaire, autrement dit d'acanthosis nigricans dont il était porteur. On constatait à ce moment une dilatation assez marquée de l'estomac, mais pas de tumeur épigastrique. Il existait déjà une adénopathie sus-claviculaire gauche très développée.

Tandis que les ganglions ne sont perceptibles dans aucune autre région, on trouve au-dessus de la clavicule gauche et près du sterno-mastoïdien un groupe de quatre ganglions du volume d'une petite noisette ou d'une amande, mobiles, indolores, assez durs ; ce paquet forme une saillie légère, mais appréciable à la vue.

En février 1895, W... amélioré quitte le service de M. Besnier ; en juillet, les douleurs d'estomac étant redevenues très vives et les vomissements ayant reparu, il fait un séjour au Val-de-Grâce, dans le service de M. Robert, puis dans celui de M. Vaillard. Il est sensiblement amélioré par un régime alimentaire à base de képhyr ; il gagne deux kilogrammes.

Nouvelle rechute en décembre ; les vomissements et les douleurs réapparaissent, l'amaigrissement et la faiblesse augmentent ; il ne peut plus rester levé que quelques heures dans la journée. Il apprend à se faire des lavages de l'estomac, qui le soulagent beaucoup et empêchent les vomissements de se produire.

En mars 1896, il entre dans le service du D^r Mathieu, à l'hôpital Andral. A ce moment, on est frappé par les lésions très accentuées d'acanthosis nigricans qu'il n'y a pas lieu de décrire ici. L'estomac présente un degré marqué de dilatation, il descend à vingt ou vingt-cinq centimètres au-dessous de l'ombilic. Comme il arrive dans les sténoses pyloriques accentuées, la dilatation est surtout marquée au-dessous et à droite de l'ombilic ; dans les périodes de grande réplétion, l'estomac arrive presque au contact de l'épine iliaque antérieure et supérieure. On le voit alors se dessiner à travers les parois abdominales et, sous l'influence de la percussion, on voit des ondes péristaltiques progresser de la grosse tubérosité vers la région pylorique.

L'estomac n'est jamais vide le matin, à jeun. On y trouve un liquide jaunâtre, renfermant une petite quantité de détritus alimentaires. Ce liquide est très acide et donne nettement une réaction positive avec le vert brillant.

Si on ne vide pas l'estomac le matin avec la sonde, il survient des vomissements abondants presque chaque jour ; ils sont précédés par des douleurs extrêmement intenses.

Il n'y a pas de tumeur appréciable dans la région pylorique. Il existe de l'adénopathie à la région sus-claviculaire gauche ; il y a là trois ou quatre ganglions variant du volume d'une petite noisette à celui d'une noix qui font sous la peau une saillie appréciable à la vue.

Une analyse faite le 14 mars, après lavage préalable et repas d'épreuve du malade, donne les résultats suivants :

| | | |
|---|---|---|
| Acidité totale. | 1,21 | pour 1 000 |
| Chlore total. | 3,94 | — |
| Acide chlorhydrique libre. | 0,08 | — |
| Chlore en combinaison organique. | 1,46 | — |
| Chlorhydrie. | 1,54 | — |
| Chlorures fixes. | 2,40 | — |

Le volume du liquide contenu dans l'estomac est de 530 centimètres cubes. Ce volume considérable indique peut-être qu'il est resté une certaine quantité soit du liquide de stase, soit du liquide de lavage.

La réaction du biuret existe ainsi que la réaction d'Uffelmann ; la réaction au vert brillant est positive, mais peu accentuée.

Après une amélioration de courte durée, et pendant laquelle, grâce au lait, au képhir et à la poudre de viande, il se produit une augmentation de poids de 2 kilogrammes, les douleurs reprennent une intensité excessive, l'amaigrissement recommence, la cachexie tend à s'accroître.

La gastro-entérostomie est proposée et acceptée. La laparotomie permet de constater l'existence d'une tumeur cancéreuse.

On cherche à produire l'anastomose gastro-jéjunale en passant une anse de fil de la cavité de l'intestin dans celle de l'estomac, et en la serrant assez fortement pour obtenir l'accolement linéaire de la partie de la paroi stomacale et de la paroi intestinale, comprise dans l'anse du fil. Malheureusement la section de ces parois, et par conséquent l'anastomose gastro-intestinale ne se fixent pas. Après une période d'amélioration d'une quinzaine de jours, les accidents se reproduisirent de nouveau, des vomissements noirs se montrèrent à plusieurs reprises et le malade finit par succomber à la fin de novembre 1896.

Ce malade présentait un bel exemple d'*acanthosis nigricans,* laissé complètement de côté dans cette observation. Il est noté dans la thèse de M. Couillaut et dans une communication de M. Darier.

**Autopsie** faite par M. Darier.

On remarque une plaque indurée de 7 centimètres sur 10 qui entoure le pylore. Cet orifice est rétréci de telle façon qu'il n'admet l'auriculaire qu'avec la plus grande difficulté. Cette plaque est lisse, plane, comme cicatricielle ; elle est limitée par un bourrelet saillant. Il est probable que ce bourrelet entoure l'ulcère simple antérieur. L'aire de l'ancien ulcère paraît comblée par des bourgeonnements cancéreux qui avoisinent et rétrécissent l'orifice pylorique. Il n'y a pas actuellement d'ulcération.

Ici, la transformation cancéreuse a été presque complète ; la totalité de l'ancien ulcère a été envahie, infiltrée, déformée par la néoplasie épithéliomateuse, mais on retrouve encore un aspect d'ensemble qui indique comment les lésions se sont succédées, les bords infiltrés de l'ulcère sont encore nettement indiqués ; l'infiltration cancéreuse leur a donné la forme d'un bourrelet épais et saillant.

L'examen histologique fit reconnaître un épithélioma métatypique.

Obervation IX (1)

*Ulcère de l'estomac et cancer.*
Mathieu (*ibidem*).

Le nommé C..., boulanger, est âgé de 5o ans. En 185g, fièvre typhoïde ; en 1887, maladie sur laquelle C... ne peut donner que des renseignements insuffisants, il aurait perdu connaissance pendant cinq mois et agonisé pendant quinze jours ?

En 188g, sensation de brûlure à la région épigastrique avec douleurs s'irradiant vers la région dorso-lombaire ; ces douleurs présentaient une intensité très grande surtout immédiatement après l'ingestion des aliments ; elles disparaissaient dans l'intervalle des repas. Application d'un cautère à la région épigastrique. Il y aurait eu, à plusieurs reprises, des selles noires, marc de café.

A cette époque, il y eut de temps en temps des vomissements alimentaires et des vomissements glaireux, mais pas d'hématémèse.

En 18go, des accidents exactement semblables réapparurent, ils durèrent pendant trois mois : il y eut de nouveau des douleurs intenses, de la diarrhée noire et des vomissements, et cette fois, à plusieurs reprises, des vomissements noirs.

---

(1) Cette observation a été publiée dans la thèse de M. T. Lorenzi, 18g5. « Les difficultés du diagnostic différentiel entre l'ulcère rond et le cancer de l'estomac. »

L'état de C... s'améliora, mais il ne cessa jamais de souffrir de l'estomac. En juillet 1891, il eut une poussée d'anasarque qui dura 15 jours. En septembre, inappétence, dégoût accentué pour la viande, sensation de brûlure à la région épigastrique, douleur vive irradiant vers l'hypocondre droit et le dos, vomissements de temps en temps, abondants ; à plusieurs reprises, diarrhée noire et fétide, œdème des malléoles, sensation de rénittence au-dessus et un peu à droite de l'ombilic.

La mort survient le 3 novembre 1891, amenée par la cachexie progressive.

**Autopsie.** — Par la section, on constate que la région pylorique, dans une étendue de 8 à 10 centimètres environ au-dessus de la valvule, se trouve transformée en une sorte d'entonnoir à parois épaisses. L'orifice pylorique laisse passer l'index sans aucune difficulté.

La valvule pylorique est épaissie et comme infiltrée par la masse carcinomateuse. En avant de cette valvule, l'épaississement de l'estomac est plus marqué. Au centre du disque, à bords incertains, formé par cet épaississement, on trouve une surface d'un jaune rougeâtre, de la dimension d'une pièce de deux francs, qui correspond sans doute à l'ulcère rond, antérieur à la dégénérescence carcinomateuse.

Cette partie paraît nettement différente de celle qui l'entoure ; elle en est séparée par un bord net, un peu plus saillant que la partie avoisinante.

L'examen microscopique a montré qu'il s'agissait bien d'un ancien ulcère. Il y a une véritable ulcération, au niveau de laquelle la muqueuse a complètement disparu. La tunique musculaire épaissie est traversée par de grosses lames scléreuses qui dissocient les faisceaux musculaires. La muqueuse forme un bourrelet dans lequel, à un grossissement plus fort, on constate des lésions épithéliomateuses. La coloration rouge du fond de cette perte de substance était due sans doute aux grosses veines disséminées dans le tissu cicatriciel.

Il est à remarquer que le tissu cicatriciel du fond de l'ancien ulcère ne présente pas de lésion cancéreuse, ce qui montre bien que le bourgeonnement épithéliomateux s'est fait autour de l'ulcère.

## OBSERVATION X

*Cancer de l'estomac succédant à un ulcère.*
DIEULAFOY. *Presse médicale,* 10 novembre 1897.

Le P$^r$ Dieulafoy a été, pendant une vingtaine d'années, le médecin d'une dame , dont la mère avait succombé à un cancer stomacal classique. Cette dame fut atteinte, en 1892, d'une dyspepsie flatulente des plus rebelles avec dilatation de l'estomac et hyperchlorhydrie. Alors se montra la symptomatologie complète d'un ulcère de l'estomac : douleurs caractéristiques, intolérance de l'estomac absolue ; tous les aliments, sans exception, étaient rejetés, et l'amaigrissement avait pris d'inquiétantes proportions. L'on porta le diagnostic d'ulcère simple mais tout le monde dans la famille, et la malade. elle-même, fille de cancéreux, ne pouvait éloigner l'idée de cancer.

Sous l'influence du régime lacté et des alcalins à haute dose, cette dame guérit de son ulcère au moins en apparence. Pendant plusieurs mois, la dyspepsie et la gastralgie disparurent, et l'intolérance de l'estomac fit place à un tel appétit, que le malade avait engraissé de 8 kilogrammes.

Mais des accidents d'un autre ordre ne tardèrent pas à survenir : l'inappétence devint complète ; l'amaigrissement fit de nouveaux et rapides progrès ; la malade, qui avait passé l'été à la campagne, rentra à Paris méconnaissable, cachectique, le teint jaune paille, et l'on constata l'existence d'un cancer de l'estomac, bientôt compliqué d'un énorme cancer du foie.

## OBSERVATION XI

*Ulcère et cancer de l'estomac avec perforation allant jusqu'au foie.*
DIEULAFOY. *Ibid.* Voir la deuxième partie.

Les nombreuses observations qui précèdent nous permettront de faire un tableau général *étiologique* et *clinique* de la succession du cancer à l'ulcère, l'on pourrait presque dire, de la transformation du second en premier.

### *Étiologie.*

Pour Lebert le cancer succède 9 fois sur 100 à l'ulcère.

Berthold (1) donne une proportion de 3 pour 100.

Steiner (2) une proportion de 4 pour 100. C'est également celle qu'admet Vollmann (3).

Rosenheim (4), auquel on doit une intéressante étude sur ce sujet, admet une moyenne de 6 pour 100.

Sonicksen (5) donne les chiffres suivants : sur 156 cas de cancer de l'estomac examinés à l'Institut anatomopathologique de Kiel de 1873 à 1891, on a admis 22 fois que la néoplasie avait pris naissance au niveau des cicatrices ou des bords d'un ulcère.

Reimers (6) cite 50 cas de cancer sur lesquels on aurait pu relever 11 fois avec certitude, et 9 fois avec vraisemblance, que le cancer avait pris naissance au niveau d'un ulcère de l'estomac, ce qui donnerait la proportion énorme de 18 à 22 pour 100.

_______________

(1) *Thèse*, Berlin, 1883.
(2) *Thèse*, Berlin, 1868.
(3) *Thèse*, Berlin, 1868.
(4) *Zeitschr. f. klin. med.*, Bd. XVII, p. 117, 1891.
(5) Cité par Bade, *Thèse*, Kiel, 1892.
(6) *Thèse*, Kiel.

## Clinique.

Deux questions doivent se poser au clinicien :

En face de symptômes donnant la quasi-certitude d'un cancer, y a-t-il eu un ulcère antérieur ? ou, problème plus important, en face d'un ulcère de l'estomac, maladie souvent curable, comment prévoir une transformation cancéreuse, complication toujours mortelle ?

Bien des cas peuvent se présenter ; l'on peut ne constater que des signes d'ulcère, au milieu desquels meurt le malade ; il peut y avoir eu deux périodes très nettes, d'ulcère d'abord, puis de cancer ; enfin, le malade, mort d'un cancer, présente à l'autopsie des lésions d'ulcère.

Reprenons chacune de ces modalités :

1. L'on n'a constaté que des signes d'ulcère. Ceux-ci étaient si accusés, dominaient tellement la situation, que l'association cancéreuse a passé inaperçue (1).

-----

(1) Il peut même y avoir, avant cette phase ulcéreuse, des phénomènes plus ou moins marqués dépendant de l'hypersécrétion chlorhydrique. Il y a, pendant longtemps (six ans, dans l'observation VIII, Mathieu), des douleurs tardives après le repas, des vomissements acides, de l'intolérance gastrique par périodes paroxystiques, avant que ne se montrent les signes certains de l'ulcération stomacale.

Le tableau clinique est alors celui de la simple hyperchlorhydrie, s'il n'y a pas de sténose du pylore, ou de la maladie de Reichmann, si cette sténose existe ; on voit alors, outre les douleurs tardives, des vomissements fréquents et des signes de dilatation stomacale, on trouve, le matin, à jeun, dans l'estomac, un liquide d'une acidité élevée, plus ou moins riche en acide chlorhydrique libre et combiné. Si la sténose s'accentue, les phénomènes de stase

Un malade est atteint des signes classiques d'ulcère : douleurs intenses avec point dorsal, douleurs provoquées immédiatement par l'ingestion des aliments, vomissements alimentaires, hématémèse, mélæna.

Ce malade est pris un jour de perforation stomacale, de péritonite aiguë, d'hémorragies répétées et foudroyantes, auxquelles il succombe (Obs. IV, Tapret, et III, Hanot). On met logiquement ces complications sur le compte d'un ulcère ; et, à l'autopsie, on constate avec l'ulcère une dégénérescence cancéreuse qui n'avait pas encore eu le temps d'imposer sa marque à la maladie.

2. La maladie peut avoir, au contraire, présenté deux phases plus ou moins distinctes, presque toujours de longue durée, ce qui caractériserait particulièrement la clinique du processus morbide quand le cancer succède à l'ulcère, d'après M. Mathieu. La première est attribuable soit à l'ulcère simple, soit à l'hypersécrétion chlorhydrique avec ulcère chronique, la seconde appartient au cancer de l'estomac avec ou sans sténose pylorique (Obs. X et XI, Dieulafoy ; Obs. VIII et IX de Mathieu).

Il faut remarquer ici, encore une fois, que le diagnostic devient très difficile lorsque manquent la tumeur comme

---

vont en augmentant, les symptômes dus à l'hypersécrétion chlorhydrique peuvent s'atténuer et même disparaître.

Le Pr Hayem considère le syndrome de Reichmann comme dépendant toujours d'une sténose incomplète du pylore. M. Mathieu (*Société méd. des hôp.*, juillet 1897) croit que lorsque ce syndrome existe d'une façon accentuée et durable, il y a le plus souvent une lésion pylorique ou juxta-pylorique. Cette lésion serait habituellement un ulcère simple, mais pourrait être un cancer succédant à un ulcère chronique.

dans l'observation XI, ou la tumeur et l'adénopathie cervicale (dans l'Obs. VII, MATHIEU) ; dans ce cas il n'a été fait que par la laparotomie.

L'intensité des douleurs, leur irradiation à distance, la tendance à la cachexie plus rapide seront des signes de présomption.

L'existence de l'adénopathie cervicale du type si bien décrit par le D$^r$ TROISIER (par exemple, Obs. VIII, MATHIEU), ou même inguinale seulement (Obs. XI, DIEU-LAFOY), la présence d'une tumeur épigastrique (Obs. IX, MATHIEU) seront des signes importants de transformation cancéreuse. Aucun de ces signes, cependant, n'est patho-gnomonique. Le premier a plus d'importance que le second.

L'analyse du suc gastrique, dans des cas semblables, peut donner de remarquables résultats. Plusieurs auteurs, S. THIERSCH, STICKER, ROSENHEIM, KOCH, etc., ont signalé l'hyperacidité chlorhydrique et la persistance très nette de ses réactions qualitatives lorsque le cancer succède à l'ulcère.

La présence de l'acide chlorhydrique en quantité assez élevée permet de comprendre pourquoi les malades, non seulement n'ont pas d'inappétence, de dégoût pour les aliments, mais au contraire, conservent de l'appétit ; ils se comportent, ici, non comme des cancéreux, mais comme des hyperchlorhydriques (MATHIEU).

3. Enfin vient le cas du malade qui présente des signes indéniables de cancer, et chez qui l'ulcère, soup-çonné ou non, se retrouve à l'autopsie (Obs. II, DU MESNIL DE ROCHEMONT ; Obs. I, personnelle).

Dans l'observation XI (DE DIEULAFOY), la cachexie cancéreuse était évidente ; amaigrissement, teinte jaune paille. des téguments, hypochlorhydrie, cachexie progressive, ganglions inguinaux ou de la région claviculaire.

Dans l'observation inédite que nous publions, rien ne pouvait nous donner à penser que nous trouverions une double lésion ; le cancer accaparait toute la clinique, et rien soit dans le passé du malade, soit dans son état à l'hôpital, ne pouvait autoriser à soupçonner un ulcère.

Il est cependant plus facile de reconnaître la présence d'un ulcère que celle d'un cancer. En effet, les quelques signes qui lui sont plus particuliers peuvent manquer, malgré son existence. L'hypochlorhydrie et l'anachlorhydrie, par exemple, perdent, lors de la coexistence des deux lésions, une partie de leur importance, car la présence de l'ulcère semble suffire pour rehausser le taux de l'acide chlorhydrique.

La sensation d'une tumeur à la région épigastrique peut se rencontrer dans certains ulcères de l'estomac, non cancéreux, dont la surface est large et dont les bords sont épais et indurés.

Il peut alors s'agir d'un ulcère simple, observation de TROUSSEAU (1), de ROMMELAERE (2), ou d'ulcères tuberculeux (Obs. de BRÉCHEMIN) (3). Il est, au contraire, des

---

(1) TROUSSEAU. *Clinique médicale*, t. III, p. 82.

(2) ROMMELAERE. Observations résumées dans la thèse de Deschamps : « Diagnostic et traitement du cancer de l'estomac ». Paris, 1884, p. 29.

(3) BRÉCHEMIN. *Bulletin Soc. anat.*, 1879, p. 453.

cancers de l'estomac inaccessibles au palper, ou qui ne forment pas tumeur.

Enfin la cachexie cancéreuse, si typique cependant, peut présenter dans sa marche des périodes d'arrêt, de rémission et même d'amélioration caractérisée par l'augmentation de poids due au traitement, périodes qui pourraient faire croire à un ulcère non cancéreux. De même encore, il est des malades dont l'ulcère s'accompagne d'une cachexie ayant toutes les apparences de la cachexie cancéreuse.

Le partage exact de chacun des signes de l'entité morbide entre l'ulcère et le cancer étant toujours difficile à faire dans ce cas douteux, il est utile d'insister sur tous les points qui permettront d'atteindre ce but.

Deux symptômes importants se rattachent presque toujours à l'ulcère : les violentes douleurs stomacales et les grandes hématémèses.

Le cancer peut être douloureux, mais la douleur du cancer est rarement aussi intense que celle de l'ulcère. Pour le P<sup>r</sup> Dieulafoy, tout malade qui, avec toutes les apparences de la cachexie cancéreuse, souffre ou a souffert, à différents moments de sa maladie, de *très vives* douleurs gastriques et interscapulaires, exagérées par l'ingestion des aliments et la digestion, ce malade à l'aspect cancéreux « a peut-être greffé un cancer sur son ulcère, mais il a certainement un ulcère, il se pourrait même qu'il n'eût que l'ulcère sans cancer du tout ».

La même conclusion est applicable aux grands vomissements de sang. Certains cancers de l'estomac saignent, et donnent des hématémèses et du mélæna. Mais ces hématemèses cancéreuses, qu'on a comparé au marc de café, à la suie délayée dans l'eau, ne sont pas comparables aux grands vomissements de sang qui peuvent se montrer à toutes les périodes de l'ulcère.

Ces hématémèses très abondantes, très fréquentes, rouges ou noires, liquides ou en caillots, accompagnées ou non de mélæna, sont caractéristiques de l'ulcère.

Il est bon de rappeler ici les observations III de Hanot et IV de M. Tapret. Leurs malades avaient de violentes douleurs d'estomac et d'abondantes gastrorrhagies; aussi l'autopsie montra-t-elle la présence d'un ulcère, sur lequel s'était développé le cancer.

D'après M. Tournier, les résultats différents obtenus par la nutrition rectale pourraient servir au diagnostic différentiel des deux lésions. Il a été frappé du peu de bons résultats obtenus chez les cancéreux par les lavements alimentaires, alors que chez les ulcéreux il a pu, un seul cas faisant exception, maintenir la nutrition à un taux très satisfaisant (1).

La possibilité de la transformation de l'ulcère rond de l'estomac en cancer est une doctrine admise aujourd'hui par la plupart des auteurs, et cette complication semble relativement fréquente.

Cependant M. F. Duplant, de Lyon, après avoir fait, sous la direction de M. Tripier, une étude histologique minutieuse de nombreuses pièces anatomiques que leurs caractères macroscopiques auraient pu faire consi-

---

(1) Tournier. *Lyon médical*, n° 3, janvier 1897.

dérer comme des néoplasmes développés sur d'anciens ulcères, s'inscrit en faux contre cette hypothèse (1).

La plus grande partie de ce travail est consacrée à l'anatomie pathologique ; nous en reparlerons donc plus loin. L'auteur fait cependant une petite place à la clinique, et discute les principaux faits invoqués en faveur de la transformation de l'ulcus en cancer.

Ces faits sont de deux ordres :

1° L'évolution de la maladie, débutant par une période pendant laquelle se rencontrent les signes de l'ulcère, signes auxquels succèdent ou se superposent les symptômes du cancer ;

2° Les résultats de l'analyse du suc gastrique, révélant une acidité chlorhydrique anormale chez un cancéreux.

D'après M. Duplant, ces arguments ne sont pas aussi démonstratifs qu'ils le paraissent à première vue. La période ulcéreuse a rarement été observée par le médecin ; il s'agit de diagnostics rétrospectifs ; il est, de plus, une phase de l'histoire clinique du cancer de l'estomac que nous ne connaissons pas : c'est celle du début ; le néoplasme peut y simuler l'ulcère en provoquant de l'hyperchlorhydrie, de l'hypersécrétion ou d'autres troubles fonctionnels. N'existe-t-il pas certaines formes de la maladie de Reichmann pouvant être prises pour un ulcère ? Il possède une observation de cancer gastrique resté latent pendant six ans.

En outre, la présence de l'acide chlorhydrique libre

---

(1) F. Duplant. De la prétendue transformation de l'ulcère rond en cancer. *Thèse*, Lyon, 1898.

dans l'estomac d'un cancéreux ne démontre pas que le
néoplasme succède à l'ulcère ; l'auteur cherche en effet
à prouver par des faits personnels ou des cas publiés autre
part, qu'un néoplasme quelconque est susceptible de
laisser persister cet acide dans le suc gastrique, et même
de permettre sa sécrétion en excès.

### *Pronostic.*

L'ulcère de l'estomac est déjà grave par ses symptômes, tels que les douleurs et les vomissements, qui
anémient et cachectisent les malades; plus grave encore
par ses complications : hémorragies foudroyantes et perforation de l'estomac, et par la fréquence de ses récidives.

Mais son pronostic s'assombrit encore de la possibilité de transformation en cancer.

### *Anatomie pathologique.*

L'ulcère et le cancer de l'estomac peuvent coexister suivant de nombreuses combinaisons : la plus fréquente est
celle dans laquelle le cancer apparaît pendant que l'ulcère
est en pleine évolution.

D'autres fois, le cancer débute sur la cicatrice d'un
ulcère guéri ; enfin, on peut trouver, nettement séparés
dans l'estomac les deux lésions, ulcéreuse et cancéreuse,
ce qui pourrait faire supposer que c'est sur un premier
ulcère que le cancer avait pris naissance (DIEULAFOY).

Toutes les variétés anatomiques du cancer ont été ob-
servées dans ces conditions : l'épithélioma cylindrique
(comme dans une des observations de M. MATHIEU) ; l'épithélioma métatypique ou carcinome : c'est le plus fréquent

(Obs. XI, de Dieulafoy ; Obs. VIII, IX M. Mathieu) ; le carcinome encéphaloïde, squirrheux et colloïde ; l'origine du cancer au niveau, ou plutôt au pourtour de l'ulcère, ne correspond donc pas à *une* variété histologique de la néoplasie maligne.

La phase adénomateuse ne précède pas toujours le développement épithéliomateux (1).

## Histologie.

L'étude histologique du cancer succédant à l'ulcère, présente un grand intérêt : elle démontre d'une façon irréfutable, comme le dit M. Mathieu, la nature épithéliomateuse de la lésion secondaire à l'ulcère et la variété de l'épithélioma,

----

(1) M. Hayem a publié à ce sujet un travail dont nous résumerons ici les conclusions :

« Il existe une variété d'adénome ou de polyadénome stomacal, constitué exactement sur le type des glandes de Brünner. Ce polyadénome semble avoir pour point de départ les culs-de-sac glandulaires de la muqueuse, mais il ne tarde pas à perforer la *muscularis mucosæ*, pour atteindre tout son développement dans la couche cellulaire sous-muqueuse. Cette variété de tumeur, bien que rentrant dans la catégorie des tumeurs bénignes, ne se généralisant pas, se comporte cependant de manière à acquérir une certaine malignité. Elle présente effectivement des rapports remarquables, d'une part avec l'ulcère, d'autre part avec le cancer consécutif à l'ulcère. Dans le cas d'ulcère, le polyadénome prend un développement tel qu'il amène d'un côté la répression de la muqueuse, de l'autre l'atrophie et la discontinuité de la musculaire.....

..... On peut enfin ajouter que la gastrite parenchymateuse pure ou mixte, qui est le terrain favorable au développement de l'ulcère rond, semble être également celui de la production de cette variété si intéressante de tumeur, représentant une sorte de néoplasie intermédiaire entre les hypertrophies glandulaires simples et les tumeurs dites malignes (*). »

(*) Hayem. *La Presse médicale,* 4 août 1897, n° 63, p. 53.

De plus, on peut ici étudier le mode de production de l'épithélioma et sa naissance dans la muqueuse aux dépens des éléments glandulaires transformés.

Nous rapportons l'étude des coupes histologiques des observations VII et VIII dues à M. Mathieu.

*Obs. VII.*— Sur une coupe portant sur le bord de l'ulcère, on constate d'abord l'épaississement marqué de la muqueuse.

En un point correspondant, on aperçoit une sorte de bourgeonnement de la partie surperficielle des glandes gastriques dans la profondeur. Les tubes glandulaires sont à ce niveau coupés, non pas parallèlement, mais perpendiculairement à leur axe, ce qui donne à toute cette partie de la muqueuse son aspect adénomateux. Les tubes glandulaires qui prennent part à ce bourgeonnement sont tapissés d'un épithélium cylindrique.

A un grossissement plus fort, on voit la rencontre de ces tubes à épithélium cylindrique coupés transversalement avec la partie profonde des tubes glandulaires, remplis de cellules principales, et riches en cellules bordantes.

En un autre point, on voit des tubes dilatés, de véritables cavités kystiques tapissées d'épithélium cylindrique jusque dans la profondeur de la muqueuse. Elles semblent s'étaler parallèlement à la musculaire sous-muqueuse. — Il est probable qu'un bourgeonnement semblable à celui qui a été décrit plus haut s'est fait latéralement, et qu'il s'est enfoncé dans l'épaisseur de la muqueuse en s'étalant, et en prenant plus nettement l'aspect d'alvéoles adénoma-

teux, ou plus exactement d'alvéoles d'épithélioma cylindrique. Ce n'est pas en effet de l'adénome, mais de
l'épithélioma, car, en un nouvel endroit, la musculaire
sous-muqueuse est rompue, et par la brèche, s'enfoncent
vers la profondeur des tubes et des alvéoles d'épithélioma
cylindrique. On les retrouve plus loin dissociant la tuni-
què musculaire.

On peut donc saisir sur cette coupe le bourgeonnement de l'épithélioma cylindrique développé aux dépens
de la partie des glandes tapissée d'épithélium cylindrique,
vers la profondeur, à travers la muqueuse, la musculaire
sous-muqueuse et la tunique musculaire.

*Obs. VIII.* — Ici, ce n'est plus de l'épithélioma cylindrique, mais la variété d'épithélioma qui porte le nom de
carcinome. Ici encore, sur une coupe prise sur le bourrelet qui limite l'ancien ulcus, les tubes glandulaires sont
allongés et la muqueuse épaissie. Ils sont incurvées en S
très allongé ; leur partie superficielle est couchée presque
parallèlement à la surface. La cavité des glandes est dila-
tée. Dans le tiers supérieur, les espaces interglandulaires
sont également un peu élargis et remplis d'une ou deux
rangées de cellules embryonnaires. Plus bas, dans les deux
tiers inférieurs, la limite entre les glandes tend à s'effacer ;
les cellules glandulaires sont transparentes, pâles, assez
indistinctes, on n'y reconnaît pas de cellules bordantes.

Profondément couché, parallèlement à la musculaire
sous-muqueuse, séparé de la partie profonde de la muqueuse
par une travée conjonctive pourvue d'assez nombreux
noyaux embryonnaires et de quelques fibres musculaires, se

voit un espace rempli de grosses cellules de formes très variables. Elles ont de gros noyaux granuleux et correspondent
tout à fait aux cellules caractéristiques de l'épithélioma
métatypique ou carcinome. Elles sont absolument semblables, du reste, à celles que l'on trouve sur la coupe des
ganglions cancéreux du mésentère. Il s'agit là, sans doute,
d'un vaisseau lymphatique, gorgé de cellules cancéreuses.
En ce point, on peut faire le diagnostic de la variété histologique de l'épithélioma. On remarquera dans la profondeur de la muqueuse quelques grosses cellules plus pâles,
qui présentent une grande ressemblance avec les cellules
cancéreuses du vaisseau lymphatique.

Ces deux préparations histologiques sont d'accord
avec la théorie de M. LANCEREAUX, qui suppose que l'épithélioma cylindrique de l'estomac prend naissance aux
dépens de la partie superficielle du goulot des glandes, et
le carcinome ou épithélioma métatypique aux dépens de
la partie profonde des tubes glandulaires.

Les tubes glandulaires de la partie profonde de la muqueuse renferment de nombreuses cellules bordantes. Ces
glandes qui sont très allongées en présentent du reste sur
presque toute leur longueur.

Il est probable que les cellules bordantes sont également nombreuses à distance de l'ulcère, le long de la
grande courbure, par exemple.

La persistance des cellules bordantes signalée par HAYEM
et LÉON, HAMMERSCHLAG, ici enfin par M. MATHIEU, rend
compte de la persistance de l'HCl. Peut-être n'existe-t-
elle que lorsque le cancer est secondaire à l'ulcère. Lorsque le cancer est primitif, il y aurait, au contraire, des

lésions destructives de la muqueuse qui expliqueraient l'hypochlorhydie (Mathieu, Rosenheim).

La transformation de l'ulcère stomacal en cancer est comparable à la transformation qui se voit ailleurs sur les *cicatrices* (1).

Nous pouvons ajouter ici que l'ulcère simple *du duodénum* peut, comme l'ulcère simple de l'estomac, se transformer en cancer. On peut citer à ce propos l'observation récente publiée par le D<sup>r</sup> Letulle : Un homme de 55 ans, qui avait été soigné dans son service pour un ulcère de l'estomac, vient y mourir avec tous les symptômes d'un cancer.

A l'autopsie, on trouve l'estomac intact; mais, à la première portion du duodénum existe un cancer avec une ulcération entourée de végétations polypiformes et de tumeurs adénomateuses. Au microscope, on reconnaît être en présence d'un épithélioma cylindrique manifestement développé sur un ulcère ancien du duodénum (2).

Nous avons déjà parlé, à propos de la clinique, des idées exposées par M. Duplant dans sa thèse et tendant à infirmer l'opinion généralement admise de la possibilité

---

(1) M. Chaintre, De l'épithéliome des cicatrices, *Gazette médic. de Paris*, 1889, p. 195, a publié sur ce sujet un important travail où se rencontrent de nombreuses observations : Poncet : épithélioma développé sur la cicatrice d'un moignon après amputation de jambe. — Mollière et Laroyenne : épith. développé sur la cicatrice d'un ancien cautère de la région deltoïdienne. — Marcin : transformation cancéreuse d'une cicatrice de brûlure siégeant à la partie inférieure de la cuisse. — Poncet : épith. dével. sur des fistules urinaires. — Sansion : épith. dével. sur de vieux ulcères de jambes, etc.

(2) Letulle. *Société anatomique*, 15 octobre 1897.

de la transformation d'un ulcère rond en cancer. Mais celui-ci s'appuie surtout sur l'anatomie pathologique pour étayer sa doctrine (1). Nous rapportons ici son travail à titre simplement documentaire.

Au point de vue anatomique, les recherches ont porté sur huit observations recueillies par M. Tripier depuis l'année 1889. Dans tous ces cas, les lésions se composaient d'ulcérations ressemblant à l'ulcère rond ; sur une partie de leurs bords se trouvaient des végétations cancéreuses.

Pour l'étude histologique de ces lésions, l'auteur a fait porter ses coupes sur les points végétants et sur les parties paraissant indemnes d'infiltration néoplasique. D'après lui, il ne se serait agi, en réalité, que de néoplasmes ulcérés. Les uns appartenaient à l'épithélium cylindrique ; les autres au polyadénome devenu cancéreux (cas analogues à ceux qui ont été publiés par le P$^r$ Hayem) ; d'autres, enfin, présentaient dans leur totalité les caractères anatomiques de la limite plastique dont la nature cancéreuse a été démontrée par les travaux de MM. Bard, Bret et Paviot.

Il aurait isolé une forme de cancer ulcéré, évoluant comme l'ulcus rodens de la face, qui pourrait simuler ces vastes ulcères gastriques dont Cruveilhier a rapporté un exemple célèbre. L'étude des bords de cette ulcération, et surtout l'examen des noyaux de généralisation, ont toujours démontré qu'il s'agissait de néoplasmes véritables.

----

(1) F. Duplant. De la prétendue transformation de l'ulcère rond en cancer. *Thèse*, Lyon, 1898.

L'auteur n'a donc pu, par ses recherches, se convaincre de la possibilité de la greffe du cancer sur l'ulcère rond ; il va même plus loin et cherche à démontrer qu'il n'existe pas une observation établissant d'une manière irréfutable qu'un ulcère peut devenir néoplasique.

Enfin, éludant l'ulcère rond et ses conditions pathogéniques, il partage les idées de Cornil et Ranvier, Hayem, Jacob, Descombes, admettant que la condition nécessaire au développement de l'ulcère gastrique est l'oblitération vasculaire entraînant une diminution du pouvoir de résistance des tissus irrigués par le vaisseau altéré.

Les prétendus ulcères cicatrisés dont les bords sont le siège de proliférations néoplasiques sont des lésions chroniques, mais encore actives. L'ulcère véritablement cicatrisé n'a pas de bords ; il forme une tache linéaire ou étalée, à prolongements étoilés. Aucun exemple de cancer greffé sur ces véritables cicatrices n'a encore été publié.

L'erreur provient de ce que, dit-il, toutes les fois qu'un néoplasme présente une surface ulcérée libre de végétations, on croit à l'existence d'un ancien ulcère.

Pour lui, l'argument invoqué d'habitude, c'est-à-dire l'existence dans le fond, et, parfois sur les bords, de ces prétendus ulcères transformés, de zones complètement respectées par le néoplasme est erroné ; en effet, dans des cas semblables, l'auteur a toujours retrouvé dans ces régions des cellules ou des tubes néoplasiques.

La présence de cellules épithéliomateuses aux bords d'ulcérations simulant l'ulcère ancien, la présence de tubes cancéreux dans la zone qui les entoure, enfin, l'oblitération des vaisseaux sur tout le pourtour de ces ulcères, sont trois arguments en faveur de la préexistence du néoplasme et de son ulcération consécutive.

Celle-ci est due à la suppression de la circulation dans les territoires appartenant aux vaisseaux oblitérés. Il y a donc, pour lui, *incompatibilité entre les conditions circulatoires nécessaires au développement du cancer et celles qu'exige la formation d'un ulcère simple.*

## CONCLUSIONS DE LA PREMIÈRE PARTIE

L'ensemble de cette revue tend à approuver l'opinion aujourd'hui classique de la transformation relativement fréquente de l'ulcère en cancer de l'estomac.

1. La greffe se fait, soit sur un ulcère en pleine évolution, soit sur la cicatrice d'un ulcère guéri.

Le cancer peut encore exister à côté des anciennes lésions.

La prédisposition que donne l'hérédité pourrait ne pas être étrangère à ce processus secondaire.

2. Le plus fréquemment, la clinique montre chez le malade deux périodes bien distinctes, la première rappelant l'ulcère et ses symptômes, la seconde se rattachant manifestement au cancer.

Il est plus rare de ne constater que des signes d'ulcère.

Il est, enfin, plus rare encore de n'observer que le tableau du cancer, à l'exclusion de tout signe d'ulcère. Tel est, cependant, notre cas personnel.

3. Les signes de l'ulcère sont presque toujours plus nets que ceux du cancer, ce qui pouvait être dû à plusieurs causes :

*a)* L'existence de signes presque pathognomoniques

de l'ulcère, tels que les violentes douleurs et les hémorragies abondantes ;

*b)* L'absence de signes semblables du côté du cancer, en dehors de la tumeur épigastrique et de l'engorgement ganglionnaire ;

*c)* Enfin, l'ulcère étant primitif, la première période lui appartient exclusivement, et son type clinique peut se dégager nettement. Au contraire, lorsque commence la période cancéreuse, les signes de la néoplasie maligne, encore à leur début, disparaissent sous les signes d'ulcère, à leur apogée, et le malade, depuis longtemps étiqueté comme ulcéreux, meurt avant que ces derniers aient pu se développer suffisamment pour imposer un diagnostic au clinicien.

4. La cancérisation de l'ulcère et de sa cicatrice se rapproche de la cancérisation des cicatrices d'autres régions.

5. La variété de cancer secondaire à l'ulcère, la plus fréquente, est l'épithélioma métatypique.

# SECONDE PARTIE

**PERFORATION AU COURS DU CANCER**

## CHAPITRE I.

Si, dans notre observation, la perforation de l'estomac fut une trouvaille d'autopsie, il faut en chercher la raison et dans l'apposition du lobe hépatique et surtout dans l'état de faiblesse extrême du malade ; le dernier n'eut pour ainsi dire que le temps de réagir, de nous donner les symptômes d'une perforation et de conduire cette perforation à l'extérieur. A quelque processus que soit due cette perte de substance, ulcère et cancer, il n'est point ici le lieu et l'heure de le discuter, toutefois l'ulcère et le cancer ont causé semblables désordres, de nombreuses observations en font foi.

Il est évident et hors de toute discussion que les perforations par ulcère stomacal sont excessivement fréquentes. Le propre de l'ulcus rotondum étant de ronger peu à peu et de détruire successivement les tuniques stomacales, il arrive un moment où la muqueuse, la muscularis mucosæ, les tuniques musculaires étant détruites, la celluleuse cède à son tour faisant ainsi communiquer l'estomac avec le péritoine. Si le processus a été intense et rapide, si des adhérences inflammatoires avec les organes voisins, si des fausses membranes n'ont pas eu le temps de limiter, de circonscrire les lésions, les symptômes cliniques éclatent avec une soudaineté qui ne laisse aucun doute sur l'évolution anatomique d'un ulcère déjà soupçonné et le plus souvent même diagnostiqué et traité. Fort heureusement il n'en est pas toujours ainsi et la lenteur de l'évolution a permis une épigastrite intense, créant d'intimes adhérences entre le lieu menacé et les organes voisins, le foie le plus habituellement le côlon, le pancréas, si bien que, la perforation se fait à bas bruit, compatible, encore pour longtemps, avec un état de santé relativement satisfaisant.

C'est donc là une des modalités pour ainsi dire, un des chapitres fort connus de l'ulcère de l'estomac, aussi n'y insisterons-nous pas.

Autrement rares sont les perforations au cours du néoplasme.

Les cas n'en sont pas très nombreux, la plupart même ne présentent qu'une faible analogie avec ce que avons décrit. Presque tous, ainsi que nous l'allons voir, sont précédés d'une suppuration développée au-dessous de l'estomac malade dans la région sus-ombilicale : le foyer purulent s'ouvre à l'intérieur, puis la paroi est perforée à son tour et la communication s'établit à travers l'abcès. c'est en un mot une fistule gastro-cutanée.

D'autres cas, par contre, présentent avec notre observation une analogie frappante. Aussi, avant d'entamer la discussion pathogénique des accidents, nous a-t-il paru plus intéressants, et plus utile de les rapporter, du moins en résumé.

Une des premières bonnes bibliographies parues sur ce sujet fut le travail de Murchison (1) paru en 1858. Cet auteur ayant rassemblé tous les cas connus de fistules gastro-cutanées, depuis trois siècles, a trouvé en totalité 25 cas de fistules gastro-cutanées sur lesquelles 6 étaient imputables au cancer, 12 à l'ulcère simple, le reste à des causes diverses.

Feréol, dans sa thèse parue en 1859, rapporte un fait de suppuration rétro-ombilicale avec fistule à l'ombilic. Le malade était porteur d'un cancer de l'estomac,

Feulard rapporte l'observation très complète que nous allons résumer.

Il s'agit d'une jeune femme de 26 ans qui entre à Lariboisière en février 1885 dans le service du D<sup>r</sup> Duguet, se plaignant de fortes douleurs dans le ventre et dans un état de pâleur et d'anémie extrême.

*Antécédents pathologiques.* — Syphilis 7 années auparavant et parfaitement soignée. En 1884, pour la première fois ressent des douleurs abdominales assez vives pour l'obliger à garder le lit quelque temps. Quelques vomissements, amaigrissement, faiblesses. Bientôt douleurs continuelles qui la forcent à rester alitée.

A son entrée à l'hôpital l'attention se porte sur l'état de l'abdomen : au niveau de la région sus-ombilicale existe

---

(1) Murchison. *Medico-chirurgical Transactions*, 1858, t. XLI, p. 12 et suivantes.

une tuméfaction dure, étalée, qui s'étend de l'appendice xiphoïde à l'ombilic. A ce niveau la peau semble adhérente à la masse profonde : elle est peu mobile aux environs, elle est douloureuse à la palpation. La température est de 38°.

L'état général mauvais, la fièvre continuelle, les vomissements alimentaires (jamais de sang dans les matières rendues), la diarrhée, la douleur, la tuméfaction péri-ombilicale font porter le diagnostic de péritonite tuberculeuse chronique, malgré l'examen totalement négatif des poumons.

Huit jours après l'entrée de la malade, apparaît de la rougeur autour de l'ombilic, la peau se distend, devient chaude et douloureuse, de la fluctuation apparaît et du pus se fait bientôt issue par la cicatrice ombilicale. Le pus s'écoula bientôt en petite quantité, mais chaque jour, par l'ouverture, pus mal lié, grisâtre, sans mélange de gaz, sans odeur particulière. L'état général empira bientôt, une bronchite survint et la malade succomba 7 semaines après la formation de la fistule.

A l'autopsie, après incision de la paroi abdominale, on trouva en arrière de l'ombilic une masse fongueuse noirâtre entourée et baignée de liquide sanieux. Cette masse adhérait à la fois à la paroi abdominale et à la paroi stomacale si bien qu'en faisant l'incision longitudinale ou l'ouverture du corps l'estomac fut ouvert du coup. On put alors constater que ce viscère, dans sa portion pylorique, a subi la dégénérescence cancéreuse, mais il n'y a pas de *perforation de la paroi stomacale*. Des adhérences limitent sur les côtés cette bouillie caséeuse.

Nous avons tenu à transcrire cette observation de Feulard, malgré la différence profonde qui la sépare de la
nôtre, car elle montre le diagnostic très embarrassant,
parfois même impossible, de ces sortes de complications
du cancer de l'estomac. Sans doute il n'y a pas eu perforation de la paroi stomacale, mais c'est là une des
premières observations détaillées de ces infections para-
cancéreuses, elle nous servira de transition pour les cas
ultérieurs s'accompagnant, eux, de perforation.

A l'occasion de cette malade, Feulard se livra à quelques *recherches* et rassembla les quatorze observations que
voici très résumées. Les 6 premières d'ailleurs sont em-
pruntées au mémoire de Murchison que nous citions plus
haut :

I. — 17... (Souyer-Dulac, in Lieutaud, *Anat. méd.*, 1767,
vol. II, Obs. 145, p. 327).

Femme âgée, atteinte depuis longtemps de fièvre tierce, fut
prise de vomissements à la suite desquels apparut une tumeur
dans l'hypocondre gauche sous les fausses côtes. Cette tumeur
devint chaude et fluctuante.

Ouverture spontanée de l'abcès qui reste fistuleuse.

Écoulement de pus, puis des boissons et des aliments.

Survie : pas précisée.

**Autopsie.** — Pylore squirrheux : dans l'estomac, noyaux
cancéreux près la grande courbure : adhérence de l'estomac et
communication avec le trajet fistuleux.

II. — 1716 (Petit, in *Mém. acad. des sciences*, 1716, p. 312).

Femme, 35 ans, prise de « fièvre avec douleur d'estomac,
nausées, vomissements, dégoût et colique » ; puis douleurs sour-

des dans la région épigastrique près l'ombilic ; on vit apparaître
une tumeur grosse comme les poings, non adhérente, peu mobile. Cette tumeur devint bientôt adhérente, pointa vers la peau ;
fluctuation.

Ouverture par le chirurgien, reste fistuleuse.

Écoulement de pus pendant onze jours : odeur infecte ; puis
matière alimentaire.

Survie : trois mois.

**Autopsie.** — Adhérence de l'estomac à l'épiploon, au côlon
transverse par une masse cancéreuse ; sur la grande courbure
« un ulcère noirâtre très fétide, arrondi, de deux pouces de diamètre, au centre duquel il y avait une ouverture de la grandeur
et figure d'un quart d'écu ». Une sonde mousse introduite par
cette ouverture, ressort par la fistule cutanée. Dans le côlon,
deux champignons adhérents à l'estomac.

### III. — 1742 (Wencker, in Haller, *Disput. chirurg.*, 1756, t. V, n° 125, p. 30).

Femme, 37 ans, souffrait depuis longtemps de douleurs d'estomac et de vomissements continuels ; amaigrissement. Une tumeur se forme à l'ombilic.

Ouverture spontanée : admet bientôt le doigt.

Écoulement : tous les aliments passaient, appétit conservé
jusqu'à la fin.

Survie : trois semaines.

**Autopsie.** — Estomac adhérent à l'ombilic au niveau du
pylore et adhérent au côlon. L'estomac communique avec le
trajet fistuleux. Adhérence du lobe gauche du foie. « Hæc omnia
putrida erant. »

### IV. — 1832 (Stoker, in *Lancet,* 28 janvier, et *Arch. de méd.,* 28° vol., p. 264).

Femme, 49 ans : bonne santé antérieure. Douleurs lanci-
nantes dans l'hypocondre gauche, sensation de brûlure à l'esto-

mac. Au bout de trois mois, tumeur à gauche et un peu au-des
sous de l'ombilic, grosse comme un œuf. État s'aggrave : vomis
sements bilieux, pas d'hématémèse. Vers le neuvième ou dixième
mois, la peau de la tumeur rougit.

Ouverture spontanée : orifice de la grosseur d'un pois, situé
un peu au-dessus de l'ombilic.

Écoulement pendant deux jours d'une petite quantité de li
quide aqueux ; le troisième jour, boissons et aliments liquides.

Survie : trois semaines.

**Autopsie.** — Manque.


V. — 1851 (Cameron, communication faite à Murchison, citée
par celui-ci dans son *Mémoire*).

Femme, 5o ans : ayant tous les signes d'un cancer gastrique,
présente une tumeur à gauche de l'épigastre.

Ouverture spontanée : orifice de la dimension d'un shilling.

Écoulement : aliments.

Survie : trente et un jours.

**Autopsie.** — Ne fut pas faite : mais on sentait en introdui
sant le doigt dans le trajet une masse dure, adhérente, carcino
mateuse.


VI. — 1854 (Balluff, in *Mediz, Correspond. Blatt. des Wur
temberg. Aerzt Vereint,* 1ᵉʳ semestre 1854. — Analyse in
*Gaz. méd. de Paris,* 1855, p. 281).

Femme, 42 ans, mère de dix-sept enfants : atteinte depuis
longtemps d'asthme, présenta tous les signes d'une affection ab
dominale. Une tumeur qui parut à la région épigastrique et de la
grosseur du poing confirma le diagnostic posé de cancer sto
macal. Cette tumeur pointa vers l'ombilic.

Écoulement : matière liquide semblable à pulpe cérébrale
ramollie, puis aliments. L'ouverture grandit par gangrène.

Survie : un mois.

**Autopsie.** — Manque.

VII. — 1859 (Fereol, in *Thèse doct.*, Paris, 1859).

Femme, 52 ans, bonne santé antérieure. Depuis sept mois, douleurs d'estomac, vomissements alimentaires, puis sanglants, cachexie. Apparition de tumeur bosselée à la région épigastrique vers l'ombilic. Inflammation ; suppuration.

Ouverture spontanée à l'ombilic ; pertuis étroit.

Écoulement : ichor sanieux, fétide, mêlé de gaz.

Survie : trois jours.

**Autopsie.** — Cancer du pylore. Cancer du foie. Ramollissement de la paroi antérieure de l'estomac. Il existe un point particulièrement ramolli, de la dimension d'une pièce de 20 centimes correspondant à un foyer rempli de détritus sanieux et de pus ichoreux, dont les parois sont formées par l'estomac, la paroi abdominale, les adhérences sur les côtés : l'estomac ne communique pas avec ce foyer.

VIII. — 1860 (Coote, in *Transactions of the Pathol. Soc. of London,* 1860).

Homme, 54 ans : depuis quelque temps, douleurs d'estomac, troubles digestifs. Depuis cinq semaines, tumeur élastique, douloureuse, dans l'hypocondre gauche ; cette tumeur s'enflamme.

Ouverture chirurgicale : formation d'autres trajets fistuleux.

Écoulement : mauvais pus, sans odeur.

Survie : six semaines.

**Autopsie.** — Trajets fistuleux à travers la paroi abdominale. L'extrémité pylorique de l'estomac est adhérente à la paroi ; la moitié pylorique du viscère est cancéreuse ; adhérence du côlon. L'estomac ne communique pas avec les trajets.

IX. — 1869 (Murchison, in *Transact. of the Pathol. Soc. of London,* 1869).

Homme, 50 ans. Depuis trois ans, troubles gastriques ; depuis quelques mois, vomissements ; depuis dix semaines, douleurs constantes à l'ombilic : tumeur grosse comme une noix de coco, située à la partie inférieure de l'épigastre. Fièvre, augmentation de la tumeur, fluctuation.

Ouverture chirurgicale au-dessus de l'ombilic ; un mois après, ouverture spontanée à l'ombilic.

Écoulement : pus en quantité, fragments alimentaires non colorés de bile.

Survie : un mois.

**Autopsie.** — Les deux orifices conduisent à une cavité grosse comme une orange, à parois anfractueuses, formées par le côlon, le foie, la vésicule biliaire, la paroi abdominale. La cavité communique avec l'estomac par une ouverture d'un pouce et demi.

La portion pylorique est atteinte de cancer médullaire.


X. — 1874 (Lambl, in *Gaz. méd. de Paris*, 1874, p. 230).

Homme, 40 ans : malade soigné depuis longtemps pour abcès du foie ; il se forme une tumeur épigastrique qui s'abcède.

Ouverture à la pâte de Vienne. Il reste une fistule dont l'orifice a les dimensions d'un demi-pois.

Écoulement d'un liquide purulent avec produits alimentaires reconnus au microscope.

Survie : pas précisée.

**Autopsie.** — Cancer médullaire de la petite courbure : pas d'altération au pylore, ni au cardia ; foie cancéreux, estomac et foie adhérents à la paroi abdominale. Le trajet fistuleux contourne le bord du foie.


XI. — 1875 (Auger, *Bull. de la Soc. anat.*, Paris, 1875).

Femme, 49 ans : douleurs épigastriques ; digestions difficiles, vomissements fréquents ; pas d'hématémèse : tumeur épigastrique. Fièvre, augmentation de la tumeur qui rougit, devient fluctuante.

Ouverture au bistouri, à gauche de l'ombilic.

Écoulement: 250 grammes de pus louable sans odeur : un mois après, la peau s'ulcère à l'ombilic : issue des liquides alimentaires.

Survie : trois mois.

**Autopsie.** — Adhérence de la paroi abdominale avec l'estomac. Cancer squirreux de l'extrémité pylorique : ouverture de la fistule dans l'estomac à la paroi antérieure.


XII. — 1876 (Monod, in *Bull. de la Soc. Anat.*, Paris, 1877).

Femme, 66 ans: dépérissement depuis six mois ; perte d'appétit, pas de vomissements ; se présente avec une fistule ombilicale récemment ouverte.

Ouverture spontanée ; admet sonde cannelée.

Ecoulement: liquide séreux, roussâtre, inodore, contenant quelques gaz.

Survie: quinze jours après l'entrée à l'hôpital : un mois environ depuis la formation de la fistule.

**Autopsie.** — L'estomac, le foie et le côlon transverse forment une masse compacte ; au voisinage du pylore, large surface ulcérée, recouverte de détritus grisâtres. Un stylet introduit au fond de la poche arrive dans l'estomac.


XIII. — 1885 (Duguet et Feulard. C'est l'observation personnelle de Feulard. *Archives générales de médecine*, Paris, 1887, vol. II, p. 158 et suivantes).

Femme, 26 ans. Depuis plusieurs mois troubles gastriques, vomissements continuels, pas d'hématémèses. Tumeur aplatie occupant la région sus ombilicale ; douloureuse. Ramollissement de la tumeur, fièvre, inflammation.

Ouverture spontanée à l'ombilic.

Écoulement : pus grisâtre, sans odeur.

Survie : sept semaines.

**Autopsie.** — L'estomac et le côlon forment une masse fongueuse, adhérente à l'ombilic: adhérences sur les côtés. Il en résulte une sorte de foyer sanieux dans lequel aboutit la fistule cutanée : pas de communication avec l'estomac. La moitié pylorique est atteinte de cancer encéphaloïde.


XIV. — (Leflaive, *Bull. Soc. Anat.,* Paris, 1885).


Homme, 62 ans. Depuis un mois, amaigrissement. Vomissements alimentaires, jamais d'hématémèses. Douleurs au-dessous des fauses côtes, tuméfaction, rougeur.

Ouverture : ponction, puis ouverture au thermocautère.

Écoulement de pus ; au fond on voit des noyaux cancéreux ; pas d'issue d'aliments.

**Autopsie.** — L'estomac est épaissi : ulcéré, dans sa moitié pylorique, par cancer colloïde. La face antérieure de l'estomac adhère au foie et à la paroi abdominale. Le foie est cancéreux. Le trajet fistuleux longe le bord du foie et s'abouche dans l'estomac.


La *thèse de* Bréchoteau (1) « Du phlegmon péri-ombilical et des fistules gastro-cutanées dans le cancer d'estomac » rapporte 24 observations. Nous en avons déjà résumé quelques-unes succinctement. Nous ne donnerons que le *titre* des autres :

Rodet, *Mém. et C. R. de la Soc. des Sciences de Lyon,* 1863-64, Obs. 10 de Bréchoteau.

Teissier (Obs. 13) in *France Médicale,* 1875, n° 11, septembre.

Carcimone de la paroi antérieure de l'estomac. Exten-

_______________

(1) *Thèse*, Paris, 1896.

sion à l'épiploon et au péritoine pariétal. Phlegmon consécutif, ouverture au niveau de l'ombilic.

Dudon, in *Bordeaux Médical*, 7 février 1875. Cancer de l'estomac. Perforation de la paroi abdominale. Communication de l'estomac avec le côlon transverse,

Moulonguet et Jondeau, in *Bull de la Soc. anat.*, 1888. Cancer de l'estomac ouvert au niveau de l'ombilic.

Frœntzel. — Analysé in *Revue des Sc. méd.*, 1888.

Macé (*Bull. de la Soc. anat.*, 1883) et Debard (*Méd. mod.*, 1894).

Cancer de la portion pylorique de l'estomac. Généralisation au foie, aux poumons, au mésentère. Fistule ombilicale faisant communiquer le foyer primitif et l'extérieur.

Dieulafoy. — In *Sem. méd.*, 1888. Diagnostic du cancer de l'estomac.

E Mislouritner. — *Inaug. dissert.*, Berlin, 1889.

Ch. Achard, in *Bull. de la Soc. méd. des Hôp. de Paris*, 26 juillet 1895, rapporte 2 observations de cancer de l'estomac avec tumeur sus-ombilicale, abcès au-dessus de l'ombilic. Dans les deux cas la collection purulente avait pour point de départ la masse cancéreuse, mais là encore la paroi stomacale était respectée. Ce n'est donc là qu'une infection de voisinage.

L'observation personnelle de Bréchoteau par contre, base de toute la thèse, mentionne expressément : cancer de l'estomac, abcès de la paroi abdominale antérieure mais *communication* de l'estomac avec cet abcès par deux orifices.

Autrement intéressant est le travail de Tournier, in *Lyon médical*, 17 janvier 1897, n° 1, intitulé comme suit :

« *De la périgastrite antérieure suppurée dans le cancer de l'estomac. Rôle étiologique d'un ulcère précédant le cancer* ». Ce travail relate une observation personnelle présentant de nombreuses analogies avec la nôtre et que nous rapportons presque textuellement.

Marie C..., 41 ans, couturière, entre à la clinique du P<sup>r</sup> Lépine, salle Saint-Roch, n° 13, le 4 juillet 1896.

*Antécédents héréditaires.* — Mère morte de pneumonie à 68 ans. Père mort à 69 ans, en quelques jours, d'une pleurésie double. Deux sœurs bien portantes.

*Antécédents personnels.* — La malade, qui n'est pas mariée, a été réglée à 12 ans, régulièrement et abondamment depuis. Elle a joui d'une bonne santé, accusant des *troubles dyspeptiques seulement depuis une dizaine d'années*; les troubles étaient des douleurs légères siégeant au creux épigastrique et survenant à une certaine distance des repas.

*Début de l'affection actuelle.* — Trois mois avant l'entrée à l'hôpital : les premières manifestations ont été des douleurs d'estomac assez vives, survenant après l'ingestion des aliments, douleurs de quelques minutes de durée, et surtout les mêmes douleurs, mais beaucoup plus vives et de durée plus longue (une heure environ), survenant régulièrement vers minuit.

*Evolution de l'affection.* — Pendant deux mois, persistance des phénomènes ci-dessus. Pas de vomissements. Puis, le siège des douleurs, de l'épigastre, descendit dans tout l'hypochondre gauche; l'abdomen se ballonna un peu, devint sensible à la pression, concomitamment, constipation opiniâtre, inappétence et amaigrissement rapide; les phénomènes, survenus assez brusquement quinze jours à trois semaines avant l'entrée à l'hôpital, ont nécessité le repos au lit.

*Etat à l'entrée* (4 juillet). — Le facies est pâle, de type anémique, sans teinte jaune paille ; les traits sont tirés, douloureux. Le sang est pâle.

Au cœur, aux poumons, dans les urines, on ne relève rien d'anormal. Le toucher vaginal, rendu difficile par la présence de l'hymen, ne fait constater aucune masse dans le petit bassin ; l'utérus est libre.

On ne retrouve pas d'adénopathie, toute la scène morbide se passe du côté de l'abdomen.

La malade se plaint de souffrir vivement dans la partie supérieure de l'abdomen, soit à l'occasion de l'absorption d'aliments, soit à la suite d'un mouvement, soit même spontanément.

L'abdomen est d'un volume supérieur à celui que comporte l'embonpoint général de la malade et, d'autre part, le développement exagéré porte sur la partie supérieure.

Il n'existe pas d'ascite. Le palper, que la douleur très vive qu'il provoque oblige à limiter, fait constater dans l'hypocondre droit une sensation de rénittence légère, comme le donne son bord hépatique souple, non induré, non déformé, ce bord dépassant les fausses côtes.

Dans l'hypocondre gauche, on aperçoit, faisant corps sous le rebord des côtes, une masse volumineuse à surface inégale, descendant à peu près à l'ombilic : masse sonore à la percussion profonde avec une distribution irrégulière de zones plus ou moins sonores.

Latéralement, pas de matité splénique.

Température : 38°,5.

Le diagnostic porté fut : ulcère et périgastrite.

Du 4 au 16 juillet, la malade est soumise à la diète lactée, le lait additionné de bicarbonate de soude ; l'état général a décliné. La fièvre a persisté un peu irrégulière, se tenant ordinairement à 37°,7 le matin et 38°,4 le soir.

Le 16, on note que le ventre est plus tendu ; la palpation, très douleureuse, fait constater que la masse perçue est plus étendue et plus irrégulière.

On institue la nutrition exclusivement rectale. Les lavements sont bien gardés et il en a été ainsi jusqu'à la mort, le 6 août.

L'état général a cependant décliné toujours, la température a persisté jusqu'au 23 juillet, puis s'est tenue entre 37°,6 et 38° (température axillaire).

Les particularités survenues ont été, le 23 juillet, une hématémèse de sang rouge, de la valeur d'une demi-casserole.

A la date du 24 juillet, on constate des battements épigastriques et que la tuméfaction périgastrique, *descendue au-dessous de l'ombilic, pointe au dehors.* Elle est visible à l'œil surtout dans la région ombilicale.

Le diagnostic de suppuration est affirmé et l'on discute l'idée d'une intervention, sans s'y décider pourtant.

Le 5 *août,* cet état persiste ; l'abdomen est tendu, très douloureux ; la malade meurt le 6 août, à sept heures du matin, après avoir souffert et gémi toute la nuit.

**Autopsie.** — A l'ouverture de l'abdomen il s'écoule environ 250 à 300 grammes de liquide clair. L'abdomen apparaît séparé en deux portions : l'une inférieure libre de toute adhérence, sans traces d'inflammation ; l'autre supérieure constituée par le foie soudé à gauche à une masse occupant la région de l'estomac et se limitant nettement en bas à peu près à cinq travers de doigt au-dessous du rebord des fausses côtes. L'hypocondre gauche fait saillie, ainsi qu'il était perçu pendant la vie. La peau est adhérente dans la région de l'estomac et en outre sur l'étendue d'une pièce de 5 francs à gauche et au-dessus de l'ombilic elle est partiellement détruite. *Un travail d'ouverture fistulaire a entamé les couches profondes du derme.*

Le lobe droit du foie est libre ; la main peut le contourner ainsi d'ailleurs que tout le dôme hépatique. Au contraire, la face inférieure du lobe gauche fait corps avec l'estomac.

Avec le doigt on détache assez facilement les adhérences qui unissent la paroi abdominale à la face antérieure de l'estomac ; les adhérences sont molles, aréolaires, avec du pus jaunâtre disséminé dans les aréoles.

On aperçoit alors la face antérieure de l'estomac formant un petit triangle entre le côlon transverse adhérent agglutiné par des sortes d'épaisses fausses membranes molles, le bord du foie et la rate, ces deux organes n'étaient séparés l'un de l'autre que par un espace de 2 à 3 centimètres environ. Le foie et la rate masquent en entier la grosse tubérosité de l'estomac.

On ouvre facilement l'estomac en le déchirant avec le doigt. La cavité gastrique est réduite de capacité, enserrée entre la rate et le foie. *La petite courbure est occupée par une vaste ulcération* dont les dimensions sont de 16 centimètres de longueur sur 10 centimètres dans le sens transversal. L'ulcération va du cardia au pylore ; le cardia n'est pas touché, mais le pylore est atteint et détruit sur une de ses faces par une perte de substance. Les bords de cette vaste ulcération sont taillés à pic, profonds, car l'ulcération intéresse la couche musculaire, les bords rappellent ceux de l'ulcère simple.

On voit sur la surface de l'ulcère de petits bourgeons blanchâtres assez nombreux mais petits qui donnent l'aspect d'une plaie bourgeonnante.

La majeure partie du fond de l'ulcération est creusée en plein tissu hépatique.

La région sous-phrénique est libre.

Le pylore est entouré par une masse ganglionnaire du volume d'une mandarine, mais son calibre n'est pas réduit.

Dans le mésentère, on trouve aussi quelques petits ganglions.

Le pancréas ne paraît pas lésé.

Le foie enlevé de l'abdomen pèse 2$^{\text{kgr}}$,850, il est légèrement mou et jaunâtre.

Il est déformé, le lobe droit est aplati en languette ; il mesure un diamètre vertical de 32 centimètres. Le lobe gauche, très développé, présente à la coupe, près de l'ulcération gastrique, deux noyaux, l'un du volume d'une noix, l'autre du volume d'une cerise, les noyaux ont tous les caractères des noyaux de généralisation cancéreuse.

La vésicule et les voies biliaires sont libres.

Les reins sont pâles, la capsule se laisse détacher facilement, pas de lésions macroscopiques.

Le cœur, petit, n'offre rien d'anormal.

Aux poumons, on trouve, aux deux sommets, une petite cicatrice de tubercule.

Cette observation n'a pas besoin de longs commentaires.

Le diagnostic péri-gastrite, dit Tournier, était évident pendant la vie, grâce surtout aux signes physiques : on trouvait, exactement dans la zone occupée par l'estomac, un empâtement douloureux, ne formant pas une masse mobilisable sous la peau comme aurait fait un gros néoplasme stomacal.

Cet empâtement, siégeant franchement à gauche, était bien étalé et ne permettait pas, non plus que l'évolution de l'affection, de songer à une péri-cholécystite avec propagation de l'inflammation à la paroi stomacale.

La deuxième partie du diagnostic, l'affirmation de l'ulcère, se déduisait d'abord, il est vrai, de la péri-gastrite elle-même, puisque l'ulcère en est l'origine ordinaire, surtout lorsque le pylore n'est pas intéressé. Les douleurs gastriques légères datant de dix ans et la crise douloureuse survenant régulièrement vers minuit confirmaient singulièrement cette hypothèse.

Les constatations de l'autopsie viennent corroborer amplement d'ailleurs le diagnostic d'ulcère. La présence de deux noyaux de généralisation néoplasique dans le foie affirme avec certitude un carcinome développé sur un ulcère. Il est à regretter que la perte des pièces recueillies ait empêché l'examen histologique.

Malgré les différences cliniques qui séparent cette

observation de la nôtre, différence surtout bien nette en ce qui concerne les symptômes si marqués d'ulcération chez le malade de Tournier, symptômes totalement absents chez notre malade, l'analogie n'en est pas moins frappante entre les 2 perforations, toutes deux causées par l'ulcère, ulcère sur lequel s'implanta le néoplasme.

A cette occasion M. Tournier ajoute aux faits déjà connus de nouveaux cas.

1) Ducheneau (service de M. Renaut), *Société des Sciences médicales*, séance de mai 1888, in *Lyon Médical*, t. 58, p. 434.

2) Vilecoq, de Soissons et Lancry (de Voilly-sur-Aisne). In *Gaz. hebd. de Méd. et de Chir.*, 9 fév. 1896. Cancer de l'estomac. Péritonite adhésive et perforation de la paroi antérieure de l'estomac. Phlegmon gangreneux et fistule gastro-cutanée.

3) Une observation de M. Rochet est indiquée dans la thèse de M. Léon Opin (Lyon, 1894). Étude des phlegmons de l'abdomen symptomatiques des néoplasies de la portion sous-diaphragmatique du tube digestif.

4) Une observation inédite de la collection d'observations de la clinique de M. le Pr Boudet. Abcès ouvert à l'ombilic. Fistule oblitérée. Lames avec généralisation du foie.

Nous ajouterons à cette courte bibliographie les 2 cas suivants traités par M. le Pr Dieulafoy.

Le premier, de beaucoup le moins intéressant, a été publié dans la *Semaine médicale* du 4 janvier 1888, n° 1, page 4.

En 1887, dit M. le Pr Dieulafoy, entre dans mon

service à l'hôpital Saint-Antoine un homme d'une cinquantaine d'années, nullement cachectique présentant au pourtour de l'ombilic une tuméfaction rosée, plus accusée dans la moitié supérieure de cette cicatrice que dans la moitié inférieure. Au bout de 48 heures, la rougeur était devenue inteuse, la tuméfaction avait doublé de volume, la fluctuation était manifeste. L'ouverture faite par le chirurgien (M. Blum) donna issue à du pus phlegmoneux franc sans aucune mauvaise odeur, mais la cicatrisation ne se fit pas, un trajet fistuleux s'établit et parallèlement, l'état général de cet homme commença à devenir mauvais.

Des troubles dyspeptiques, des hématémèses apparurent, le malade prit une teinte cachectique, bref, il mourut quelques jours plus tard, de cancer stomacal. A l'autopsie on trouva la paroi antérieure de l'estomac cancéreuse adhérente à la face profonde de la paroi abdominale et, sous l'influence de cette irritation, s'était développé le phlegmon péri-ombilical ci-dessus décrit. Généralement, ajoute le P$^r$ Dieulafoy, lorsque ces phlegmons se développent, le cancer stomacal ne s'est pas encore propagé à la paroi abdominale. Le plus souvent, la communication devient fistuleuse et l'estomac perforé communique par une fistule cutanée avec l'extérieur.

La seconde observation fut le sujet d'une clinique de l'Hôtel-Dieu, du P$^r$ Dieulafoy ; nous la trouvons relatée in *Presse Médicale* du 10 novembre 1897, n° 93, page 289. En voici le résumé :

Malade, au n° 17 de la salle Saint-Christophle, étiqueté déjà *cancer de l'estomac.*

La maladie a débuté, quinze mois auparavant, par des douleurs et par des vomissements qui, depuis lors sont restés les symptômes prépondérants. Vers la même époque une hématémèse, et à plusieurs reprises, du mélæna. A l'exploration de la région stomacale, la plus légère palpation, la plus légère pression détermine de telles douleurs que l'examen forcément reste incomplet ; hyperesthésie cutanée des plus vives. Les douleurs survenaient après les repas, presque aussitôt après l'ingestion des aliments, persistaient pendant la digestion et ne cessaient même pas quand l'estomac était vide. Elles étaient déchirantes, avaient pour siège principal le creux épigastrique d'où elles s'irradiaient au côté gauche du thorax et aux régions interscapulaire, rachidienne et lombaire. Les vomissements étaient fréquents, alimentaires, pituiteux et tellement acides que le malade comparait la sensation qu'ils laissaient à celle du vinaigre.

Par moments, périodes d'accalmies relatives, où douleurs et vomissements diminuent d'intensité, puis, à nouveau, phases aiguës.

En présence de ces symptômes intenses du début, le Pr Dieulafoy pose le diagnostic de cancer greffé sur un ulcère de l'estomac.

L'examen des vomissements pratiqué alors ne décèle pas l'hyperchlorhydie qui avait dû exister antérieurement ; au contraire, on constata un état marqué d'hypochlorhydrie. L'acide chlorhydrique était à 0,18 pour 1 000 au lieu de 16,74 pour 1 000, chiffre normal.

Après un mois de calme, d'amélioration relative, grâce à un traitement approprié, les douleurs reprennent plus intenses que jamais et le malade succombe aux progrès de la cachexie.

**Autopsie.** — Vaste ulcération perpendiculaire au grand axe de l'estomac. Cette ulcération, de forme ovalaire, mesure 5 à 10 centimètres dans ses deux diamètres. Elle occupe la petite courbure, elle empiète de 3 centimètres sur la face antérieure et de 7 centimètres sur la face postérieure de l'estomac ; à gauche elle s'étend à 5 centimètres de l'œsophage et, à droite, elle confine au pylore.

Les bords de l'ulcération qui avoisinent le pylore sont plats et taillés à pic. A ce niveau, la muqueuse cesse brusquement par une crête vive qui sépare les parties saines des parties ulcérées. Au toucher, et toujours à ce niveau, les bords sont indurés et de coloration grisâtre. Partout ailleurs les contours de l'ulcération ont des caractères essentiellement différents; leurs bords sont surélevés en forme de rempart, ils sont frangés et comme hérissés de végétations; la muqueuse voisine est saine ou ulcérée. La section de ces bords surélevés permet d'en bien préciser les caractères, ils sont moins friables et de coloration rosée; en un mot ils sont cancérisés. Le fond de l'ulcère est le foie; il est plat, lisse, grisâtre, dur et fibreux; il n'est nullement sanieux sur la face péritonéale, l'ulcère adhère d'une façon intime avec la tête du pancréas, avec le lobe gauche du foie et le côlon transverse. La périgastrite est si intense qu'on a dû enlever avec l'estomac des fragments de ces différents organes.

*Examen histologique.* — Les coupes de l'ulcère ont porté sur deux points absolument différents : d'une part sur le bord droit, celui dont les contours voisins du pylore sont plats et taillés à pic; d'autre part sur le bord gauche, celui dont les contours sont proéminents et végétants.

Les coupes du bord droit de l'ulcère reproduisent les altérations classiques de l'ulcus : c'est du tissu conjonctif et il n'y a presque pas de transition entre les parties lésées et le tissu sain.

Les coupes du bord gauche de l'ulcère font voir un *épithélioma* métatypique en pleine évolution. Voici comment sont étagées les lésions en allant de la surface à la profondeur : la partie la plus élevée de la coupe est formée par la muqueuse où l'on reconnaît encore les glandes et leurs extrémités terminales; plus bas, la structure glandulaire est remplacée par un tissu épithélial sans arrangement bien ordonné; encore plus bas, dans la partie de la muqueuse qui avoisine les muscularis mucosæ, on aperçoit quelques grosses cellules épithéliales disposées en traînées et ne ressemblant en rien à des culs-de-sac glandulaires.

Des noyaux épithéliaux infiltrent la muscularis mucosæ, la dissocient et la font éclater en différents points.

Au-dessous de la muscularis mucosæ il est impossible, de retrouver la topographie normale des tuniques de l'estomac ; les fibres musculaires circulaires et longitudinales ont disparu ; toute cette région est envahie par des noyaux épithéliaux. Au milieu de cette infiltration, il n'y a plus ni vaisseaux, ni veines, ni lymphatiques. Les noyaux épithéliaux sont volumineux et allongés ; en certains points ils sont tassés et enroulés sur eux-mêmes en forme de serpent ; par places ils simulent des globes épidermiques analogues à ceux de l'épithélioma lobulé.

Dans les couches sous-jacentes, l'infiltration épithéliale est plus rare, les noyaux épithéliaux se dissocient et le tissu conjonctif prédominant les enserre et les étouffe. Plus bas encore, près du fond de l'ulcère, on ne trouve plus que du tissu conjonctif embryonnaire ou adulte.

Telle est la limite de l'épithélioma sur une coupe perpendiculaire allant de la superficie à la profondeur. Sur une coupe transversale on constate que l'infiltration épithéliale ne franchit pas la bordure de l'ulcère ; le territoire transformé en épithélioma est facile à reconnaître, même à l'œil nu, sur une préparation colorée au picro-carmin.

Les caractères histologiques de ces altérations sont très manifestes. Les noyaux épithéliaux sont formés par des cellules épithéliales grosses, polygonales ou aplaties suivant leur abondance et suivant la pression qu'elles supportent. Leur noyau est facile à colorer, leur protoplasma est plus ou moins granuleux. Les cellules épithéliales sont plus volumineuses dans les couches profondes des préparations et plus petites dans les couches superficielles.

L'examen histologique confirme donc de tous points l'examen macroscopique ; il ne s'agit pas, dans le cas actuel, d'un cancer qui se serait ulcéré, il s'agit d'un ulcère simple qui a subi, dans une partie de son étendue, la dégénérescence cancéreuse.

Telle est l'obvervation du P<sup>r</sup> DIEULAFOY, nous l'avons transcrite presque intégralement, car elle a pour elle le très grand mérite d'être absolument complète à tous les points de vue. Elle présente, avec la nôtre, de nombreux points de ressemblance.

## CHAPITRE II

En conclusion de cette revue un peu longue, nous voyons se dégager nettement deux grandes classes d'ulcérations stomacales au cours du cancer : la première, la plus fréquente d'ailleurs, est l'ulcération précédée d'un processus phlegmoneux, causée en d'autres termes par une péri-gastrite antérieure suppurée, aboutissant à la formation d'une fistule cutanée souvent, à la perforation de l'estomac parfois.

La deuxième classe, restreinte de beaucoup, comprend les cas de néoplasme survenant parfois après des symptômes cliniques d'ulcus rotondum fort net, comme dans l'observation de Dieulafoy, d'autres fois, au contraire, — et c'est le cas de notre malade, — paraissant constituer à lui seul toute la lésion, mais toujours greffé sur un ancien ulcère et s'accompagnant d'une large perforation des tuniques stomacales, surprise d'autopsie la plupart du temps.

Pour ces derniers, la pathogénie des accidents est facile, Ce qui creuse, ce qui perfore l'estomac, ce n'est pas le cancer, c'est l'ulcère. Aussi tout néoplasme qui ronge la paroi stomacale allant ainsi prendre le foie, le côlon, un

organe voisin quelconque en guise de paroi, tout néoplasme
à ce point perforant est, à coup sûr ,enté sur un ulcère qui,
auxiliaire puissant, ajoute son action nocive à la sienne.
A plus forte raison, le diagnostic peut-il être fait pendant
la vie, lorsque, dans les antécédents du malade, l'on peut
signaler et retrouver quelque hématémèse ou l'existence
de douleurs stomacales si caractéristiques, lorsque même
la violence inaccoutumée des douleurs et le vomissement
de sang très rouge peuvent mettre l'esprit en éveil alors
que le diagnostic de cancer est posé déjà comme certain.

Que dire des cas de péri-gastrites antérieures suppurées ?

Ce sont, relativement au nombre incalculable des
cancers stomacaux, des complications évidemment rares.
La formation de ces tumeurs s'accompagne le plus souvent
de fièvre. Nous l'avons vu. Au bout d'un certain temps
la tuméfaction se ramollit, la peau rougit à la surface, la
fluctuation apparaît et, si l'on n'intervient pas, le pus se
fait jour au dehors.

L'ouverture spontanée se fait au sommet de la tumeur,
d'autres fois à la cicatrice ombilicale, lieu de moindre
résistance. Se dimensions de l'orifice externe sont des
plus variables, puisque nous les avons vu aller du diamètre à peine d'un stylet de trousse à celui d'un doigt de
la main et plus.

Par cet orifice s'écoule alors soit du pus, soit un liquide sanieux, soit parfois des aliments. Ce dernier détail
est d'une extrême importance puisqu'il indique la communication et par conséquent l'ouverture de l'estomac.
Néanmoins, celui-ci peut être perforé sans qu'il y ait issue de
matière alimentaire au dehors par suite d'une disposition

anatomique quelconque : étroitesse du canal, trajet compliqué.

L'ouverture stomacale siège ordinairement sur la paroi antérieure à une petite distance du pylore — tantôt petite (Monod), tantôt de grande dimension (Murchison). Elle peut d'ailleurs manquer (Feréol, Coote, Duquet, Feulard), mais c'est là l'exception. Encore, dans le cas de Feréol, la paroi de l'estomac était-elle ramollie au point que la perforation était imminente et se fût faite si la malade avait vécu plus longtemps. Le plus habituellement donc le foyer purulent communique avec l'estomac d'une part, avec l'extérieur d'autre part.

M. Feulard admet que la perforation stomacale est secondaire au développement de l'abcès, lequel s'est déjà fait jour au dehors. En d'autres termes, le phlegmon pré-stomacal est l'accident primitif, l'ouverture au dehors en est la conséquence, et ce n'est qu'en dernier lieu que s'effectue la perforation stomacale.

Mais alors comment et par quel processus expliquer la genèse de cet abcès pré-stomacal. D'où serait partie l'infection primitive ?

Pour qu'un foyer de suppuration s'établisse en un endroit de l'économie, il faut que des germes pyogènes aient été apportés par une voie quelconque : la voie sanguine, lymphatique, la simple solution de continuité !

En regardant d'un peu près les observations relatées par Feulard, malgré la fausseté de l'histoire clinique et le manque total parfois de constatations nécropsiques, on est conduit à penser, ainsi que le fait très judicieusement remarquer M. Tournier, que les cancers qui « s'extério-

risent » ainsi sont entés de ces ulcères dans la très grande
majorité des cas. Si, la plupart du temps, il n'est fait que
la très grave mention de bonne santé apparente, on relève
par contre des troubles gastriques dans les observations
III, VIII, IX, XIII, XX, troubles remontant à plusieurs
années, 3 à 5 ans.

Voilà donc déjà des cas dans lesquels l'ulcère peut être
soupçonné. Les constatations autopsiques, dit M. Tour-
rier, plaident aussi dans le sens d'un ulcère antérieur. A
peu près toujours, il a été trouvé non pas seulement une
petite perforation par fonte d'un bourgeon néoplasique
mais une perforation se produisant dans une ulcération profonde, ayant détruit toute l'épaisseur des parois gastriques.

Dans l'observation XIV (Leflaivé) le foie est atteint
par l'ulcération et non par des noyaux de généralisation ;
de même dans celle de Monod (XII) la perte de substance
qui intéresse toutes les tuniques de l'estomac est comblée
par le tissu hépatique adhérent à l'estomac. Dans celle
de Auger (IX) on trouve, sur le bord antérieur du lobe
latéral droit du foie, une masse de cancer encéphaloïde in-
filtré dans le tissu de cet organe.

Il est donc permis de penser que l'ulcère est souvent,
pour ne pas dire toujours, l'origine de ces cancers qui
produisent la péri-gastrite suppurée.

Et dès lors le mécanisme en est facile à comprendre :

Le néoplasme se greffe sur les bords de l'ulcère, il
est déjà presque à l'extérieur de l'estomac. Or si ces mi-
crobes ne peuvent proliférer sur la muqueuse de l'estomac,
rien ne les empêche par contre de pulluler sur la paroi
externe et les causes d'infection ne manquent pas.

De plus le siège initial de l'ulcus sur la paroi antérieure de l'estomac explique la situation antérieure de la
périgastrite, en même temps que cette situation lui permet de passer fort longtemps, pour ne pas dire toujours,
inaperçu et de ne donner lieu à aucune manifestation clinique.

C'est donc, en définitive, les deux catégories de perforations au cours du cancer, qu'elles s'accompagnent ou
non de phénomènes phlegmoneux, c'est donc à l'ulcère
que revient tout l'honneur du processus *pyogénique* et
perforant.

Enfin si la perforation, au cours du cancer, semble
bien due à l'association ulcère et cancer, l'ulcère ayant
commencé par son action destructive à préparer la perte de
substance, il semble que les cas d'infection pré-gastrique
et les fistules qui en résultent sont encore la conséquence
de l'association de ces deux processus : la cause ayant
pour point de départ un ulcère resté parfois latent et
insoupçonné.

Nous résumons ici en quelques mots les conclusions émises à la fin de chacune des deux parties de cette étude.

Le cancer coexiste assez fréquemment avec l'ulcère sur un même estomac. Le plus généralement il lui succède.

La greffe se fait sur l'ulcère lui-même, en activité ou cicatrisant, cependant il peut encore naître sur une partie saine.

La symptomatologie présente ordinairement deux périodes distinctes, l'une correspondant à l'ulcère, la seconde au cancer.

Plus rarement, l'on ne constate que la période d'ulcère ; plus rarement encore, les symptômes seuls de cancer.

Les signes de l'ulcère sont presque toujours plus marqués que ceux du cancer.

La cancérisation de l'ulcère et de sa cicatrice se rapproche de la cancérisation des cicatrices d'autres régions.

L'épithélioma métatypique est la variété la plus fréquente du cancer consécutif à l'ulcère.

# MEMENTO BIBLIOGRAPHIQUE

Abran. — *Thèse*, Paris, 1899, n° 342. Contribution à l'étude de
l'étiologie et de la pathogénie de l'ulcère simple perforant du
tube digestif.

Achard. — *Bull. soc. méd. Hôp.*, Paris, 1895.

Auger. — *Bull. soc. anat.*, Paris, 1875.

Balluff. — *Medic. correspondand. Blatt der Wurtenberg.*

Besançon et Griffon. — *Bull. et Mém. de la Société anatomique*
(6ᵉ série, tome I, juin 1899).

Bouveret.

Bréchoteau. — *Thèse*, Paris, 1896.

Coote. — *Transactions of the pathol. soc. of London*, 1860.

Debow et Renaut. — L'ulcère de l'estomac, bibliothèque Char-
cot-Debove.

Dieulafoy. — Exulcération simplex (*Acad. de Méd.*, 18 janv.
1898, 3ᵉ série, t. XXXIX.

Dieulafoy. — Clinique médicale de l'Hôtel-Dieu de Paris (II,
1897-1898).

Dieulafoy. — *Soc. méd.*, 1888.

Dittrich, de Prague. — 1848.

Duceemeau. — *Soc. méd.* in *Lyon médical*, 1888.

Dudon. — *Bordeaux Médical*, 1875.

Du Mesnil de Rochemont. — 1874.

Duplant. (F.) — *Thèse*, Lyon, 1898.

Féréol. — *Thèse*, 1859.

Feulard. *Arch. générales de médecine*, 1888.

— In Lieutaud, *Anato. méd.*, 1767.

Freiser. — *France Médicale,* 1875.

Froentzel. — *Revue des sc. méd.*, 1888.

Gandy. — La nécrose hémorragique des toxémies et l'ulcère simple. *Thèse*. Paris, 1899.

Gaillard. — Essai sur la pathogénie de l'ulcère simple. *Thèse*, Paris, 1882.

Gilles de la Tourette. — *Bull. et Mém. de la Soc. Méd. de Hop.*, 8 juin 1894.

Girandeau . — *Rev. gén. de clinique et de thérapeutique* (n° 6,

Haller. — *Disput. chirurg.*, 1756.

Hanot. — *Archives générales de médecine*, 1884.

Hauser. — 1882.

Hayem. — *Presse médicale*, 1897 et 1901.

5 fév. 1898).

Hayon et Lyon. — Traité de méd. et de thér., T. IV.

Lambl. — *Gaz. méd.*, Paris, 1874.

Leflaive. — *Bull. soc. anat.*, Paris, 1885.

Letulle. — *Pr. méd.*, 1896, n° 57.

Linossier. — *Archives gén. de méd.* (nouv. série T. I, mai 1899).

— *Archives gén. de méd.* T. III, mai 1900).

Lorenzi. (T.) — *Thèse*, 1895.

Macé. — *Bull. soc. anat.*, 1884.

Mathieu. (A.) — 1897.

Méklouritzer. — *Inaug. dissert.*, Berlin, 1889.

Moulonguet et Joudeau. — *Bull. soc. anat.*, 1888.

Murchison. — *Medico-chirurgical Transactions*, 1858.

Petit. — In *Acad. des Sciences*, 1716.

Pignal. — *Thèse*, 1891.

Poulain. — Du rôle de l'infection dans la pathogénie de l'ulcère simple de l'estomac. *Thèse*, Paris 1897.

Rodet. — *Mém. et C. R. Société des Sciences de Lyon.* 1863-64.

Sineau. — *Thèse*, Paris, 1900. Quelques réflexions sur la patho
génie de l'ulcère de l'estomac.

Stocker. — *Lancet*, 28 juin 1832.

Tournier. — *Lyon médical*, 1897.

Vilcoq et Lancry. — *Gaz. hebd. de méd. et chir.*, 896.

# TABLE DES MATIÈRES



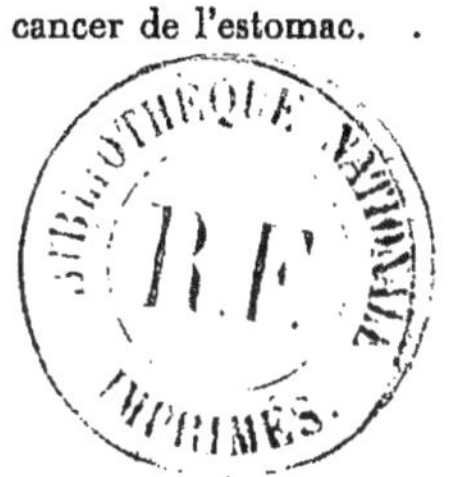

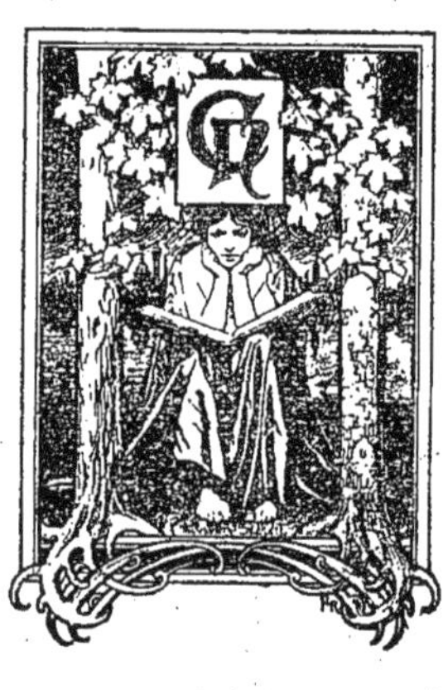

9 782019 239428